Covid
LES AVANCÉES DE LA RECHERCHE

Un livre réalisé avec CNRS Écologie & Environnement et CNRS Biologie, sous la direction de

FLORENCE DÉBARRE, directrice de recherche CNRS en biologie évolutive et modélisation, Institut d'écologie et des sciences de l'environnement de Paris, Sorbonne Université, et cofondatrice de la plateforme MODCOV19 créée par le CNRS, dédiée à la modélisation de l'épidémie de Covid-19.

FRANÇOISE PRAZ, directrice de recherche CNRS, docteur ès-sciences en immunologie, déléguée scientifique pour les questions relatives à la santé et à la médecine à CNRS Biologie, membre de la plateforme MODCOV19.

Nous dédions ce livre à la mémoire d'Eliza Vergu (1974-2023), directrice de recherche à l'INRAE et membre de la plateforme MODCOV19.

Direction éditoriale : Véronique Lefebvre et Aline Chabreuil
Collaboration éditoriale : Mathilde Vaudon-Marie et Aude Clavel
Graphisme : Caroline Keppy (keppyroux.fr)

le cherche midi, 2024
92, avenue de France – 75013 Paris
www.cherche-midi.com

L'ÈRE DES PANDÉMIES

Covid

LES AVANCÉES DE LA RECHERCHE

SOUS LA DIRECTION DE
Florence Débarre
Francoise Praz
PRÉFACE DE
Arnaud Fontanet
AVANT-PROPOS DE
Stéphane Blanc
André Le Bivic

cnrs
le cherche midi

Table des matières

8 Préface de Arnaud Fontanet
10 Avant-propos de Stéphane Blanc et André Le Bivic

13 **Introduction – L'ère des pandémies**
13 Peste noire, rougeole et variole : des épidémies déjà très meurtrières
14 Les épidémies qui ont marqué le XXe siècle
15 Écologie et évolution des interactions hôte-parasite
17 Les humains et leurs parasites : comment les maladies infectieuses émergent-elles et deviennent-elles des pandémies ?
23 Santés humaine, animale et des écosystèmes : tout est lié !
25 L'Anthropocène, vers une ère des pandémies ?

27 **1 • DES VIRUS, DES ANIMAUX ET DES HUMAINS**

28 **Qu'est-ce qu'un virus ? Comprendre leur diversité**
28 Découverte du premier virus
30 La grande diversité virale
31 Virus, une classification controversée
34 Coronavirus infectant les humains
35 **Une brève histoire évolutive des pathogènes humains**
35 Acquisition par descendance, co-divergence ou transmission inter-espèces
36 La révolution infectieuse
36 Domestication et zoonose
37 Les animaux domestiques, hôtes intermédiaires
37 Des centaines de milliers de virus et d'agents pathogènes encore inconnus
37 Déclin de la faune sauvage et augmentation des maladies
38 Vers une écologie de la santé ?
39 **Coronavirus chez les chauves-souris : historique, diversité, évolution et émergences**
39 Coronavirus : un groupe inconnu chez les chauves-souris avant l'émergence du SARS-CoV en 2002
40 Taxinomie contemporaine
41 Chronologie de l'émergence du SARS-CoV dans le sud de la Chine
43 Écologie, évolution et passage de la barrière d'espèce des coronavirus de chauves-souris

55 **2 • BIOLOGIE D'UNE INFECTION À SARS-COV-2 CHEZ L'HUMAIN**

56 **Mécanismes d'infection et de réplication**
56 Le rôle clé de la protéine S dans l'infection cellulaire
57 L'entrée du virus dans les cellules
58 L'optimisation de la traduction des protéines virales
58 Réplication du génome et formation de nouveaux virus
60 Évolution des génomes viraux
60 Infection de nouvelles cellules par sécrétion extracellulaire et fusion
62 **La cinétique virale dans l'évolution clinique et la transmission du SARS-CoV-2**
62 Évolution dans le temps de la charge virale
64 Charge virale et transmission
65 Variants et cinétique virale
66 Réduire la charge virale, une approche quantitative des traitements antiviraux
66 Les anticorps monoclonaux, des traitements efficaces
67 Le risque de résistance aux traitements
68 Le double bénéfice de la vaccination
69 Les tests, un enjeu de santé publique
70 **Le rôle de la génétique dans les facteurs de risque chez l'humain**
70 Le rôle fondamental des interférons de type I
71 Associations génétiques et sensibilité à l'infection
71 Génétique des populations et augmentation des risques
72 Métissage entre hominidés et «introgression adaptative»

75 **3 • TRAITEMENTS ET VACCINS, LA RECHERCHE TOUS AZIMUTS**

76 **Traitements contre la Covid-19 : un état des lieux et des perspectives**
76 Chercher des molécules efficaces dans la pharmacopée existante
77 Traiter les symptômes pour éviter l'aggravation de la Covid-19
77 Bloquer l'action de cytokines pro-inflammatoires
78 Perturber la réplication du SARS-CoV-2
78 Cibler la protéase du SARS-CoV-2 65
79 Viser la protéine Spike du SARS-CoV-2 à l'aide d'anticorps monoclonaux
79 Un arsenal thérapeuthique limité
80 **La riposte vaccinale contre la Covid-19 : développement, évaluation et utilisation**
80 Les différents types de vaccins anti Covid-19
83 Essais cliniques, évaluation et autorisation des vaccins dans un temps record
83 Premiers enseignements
84 Suivi et caractérisation des effets indésirables
84 Stratégie vaccinale

87 **4 • ÉPIDÉMIOLOGIE. SUIVRE LA DYNAMIQUE DES INFECTIONS**

88 **Principes de la modélisation épidémiologique**
88 Parti pris : exemples de mise en équations
93 Un outil de santé publique

94 **Des tests PCR et antigéniques pour le suivi de l'épidémie**
94 Des tests pour mieux connaître la progression de l'épidémie
94 Des tests pour contrôler l'épidémie
97 Des données complémentaires sur l'infection
98 Un traçage inédit d'une la maladie

99 **Le suivi environnemental de l'épidémie à SARS-CoV-2 par les eaux usées**
99 Une surveillance des pathogènes particulièrement simple et efficace
100 Rechercher le virus dans les eaux usées
100 Réseau de surveillance Obépine
101 Protocole d'échantillonnage
102 Pertinence de la surveillance des eaux usées et limites réglementaires
103 Vers une gestion épidémiologique plus locale
103 Le cadrage de l'Union Européenne de la surveillance des eaux usées

105 **5 • UN VIRUS, DES VIRUS : L'HISTOIRE ÉVOLUTIVE DU SARS-COV-2 ET DE SES VARIANTS**

106 **Phylogénie et évolution moléculaire des génomes du SARS-CoV-2**
107 Reconstruire l'histoire évolutive à partir des variations dans les génomes
110 Horloge moléculaire ou « l'arbre de temps »
113 Impact de la recombinaison
113 L'hôte animal le plus proche
115 Convergence adaptative
118 L'ancêtre commun de tous les SARS-CoV-2
120 Détecter l'évolution adaptative
123 « Monstres prometteurs » et adaptation évolutive
124 Variants préoccupants

126 **La phylodynamique : utiliser la diversité pour comprendre la dynamique de l'épidémie**
126 Origine et histoire de la phylodynamique
127 Démographie et inférence épidémiologique
129 Des métadonnées pour retracer le parcours de l'épidémie

132 **Vaccination et évolution des virus**
132 Première phase : adaptation à l'hôte humain
133 Deuxième phase : adaptation à l'immunité de l'hôte
134 Vaccination et évolution de la virulence

136 **Le suivi des variants en pratique**
136 Une initiative mondiale de surveillance génomique
137 Le traitement des séquences génomiques virales
137 L'exploitation des données de séquençage viral
138 Protection des données personnelles et de santé
138 Des données dans les entrepôts internationaux pour le partage des connaissances
139 Élargissement de la surveillance pour prévenir de futures pandémies

141 **6 • PRÉVENIR**

142 **Une seule santé : le concept "One Health"**
142 De l'épidémie à la pandémie
142 L'émergence de la Covid-19 était-elle prévisible ?
134 D'autres émergences sont-elles à craindre ?
144 Diminution de la biodiversité et augmentation des risques d'émergence
145 Passage de la chauve-souris à l'humain
146 Débordement retour : risques pour la biodiversité et de relance de l'épidémie chez l'humain
148 Les observatoires biodiversité-santé
149 Quelles actions peuvent-elles être menées pour revenir en arrière ou pour éviter le pire ?
149 Agir localement pour résoudre un problème global

150 **Prévention des risques non zoonotiques et risque d'accidents de recherche ou de laboratoire**
150 Migrations de populations et transport aérien
151 Risque nosocomial ou latrogène
152 Risques liés aux pratiques de recherche
153 Séquençage et reconstitution des virus
154 Culture des virus en cellules et passage en série
155 Les modèles animaux, essentiels pour les études d'antiviraux et de vaccins
156 Les méthodes de génétique inverse et les expériences de gain de fonction
157 Faut-il mieux réglementer les pratiques ?

160 **Covid-19 : comprendre pour mieux prévenir. Stratégies et moyens d'action contre de futures pandémies**
161 Une pandémie prévisible
161 Création de l'OHHLEP et définition du « One Health »
163 Stratégies de prévention à différents niveaux
164 Lutter contre les facteurs d'émergence
165 Prévention, préparation et réponse

167 Notes
170 Bibliographie

Préface

La pandémie Covid-19 a fait son entrée dans les livres d'histoire. Elle apparaîtra aux côtés du sida et de la grippe espagnole parmi les crises sanitaires qui ont bouleversé le monde. En décembre 2023, on déplorait plus de 25 millions de décès attribuables à la pandémie. L'impact se compte également sous forme de séquelles post-infection, souffrances psychiques, retard scolaire, coût économique global estimé à plus de 10000 milliards de dollars (300 milliards d'euros pour la France).

Face à un ennemi invisible et insaisissable, et des hôpitaux au bord de la rupture, notre première réponse a été de nous replier sur nous-même. Pendant plusieurs semaines, le monde s'est arrêté, confiné, le temps de voir la vague refluer. Nous assistions, hébétés, au pire scénario d'un film de science-fiction dont nous étions acteurs.

Dans le même temps, la communauté scientifique se mettait en ordre de bataille. Portée par les échanges sur Twitter, les visioconférences, les preprints, et les bases de données en ligne, elle partageait ses découvertes en temps réel : la séquence d'un nouveau betacoronavirus, les amorces pour la RT-PCR, la structure de la protéine spike, le récepteur ACE2, la réponse interféron, la sévérité des formes cliniques chez les personnes obèses, l'anosmie, les transmissions présymptomatiques, les modèles mathématiques de diffusion de l'épidémie, l'identification des chauve-souris rhinolophes comme réservoir animal, etc...

Quatre années plus tard, plus de 400 000 articles scientifiques sur la Covid-19 ont été référencés dans PubMed, autant que sur le VIH/sida en quarante ans. Le résultat le plus emblématique de cette mobilisation restera le développement d'un vaccin en moins d'un an, le plus efficace étant issu d'une technologie révolutionnaire, l'ARN messager, récompensé par deux prix Nobel. Plus difficiles ont été la reconnaissance tardive du rôle des aérosols dans la transmission du SARS-CoV-2, l'impossibilité d'apporter une réponse définitive à la question de l'origine du virus, et l'échec du repositionnement de molécules existantes comme antiviraux.

De la même façon que les réseaux sociaux ont permis une diffusion en temps réel des informations scientifiques, ils ont été le moteur d'une campagne de désinformation massive sur fond de complotisme. On aurait pu espérer que la science ressorte grandie de cette crise où elle a su apporter des réponses. Il n'est pas dit qu'elle n'en ressorte pas abimée et fragilisée. Ceci est d'autant plus inquiétant qu'une autre crise d'ampleur est en cours, liée aux changements climatiques et environnementaux, et que les fondements des réponses à la crise climatique viendront de la science. Il nous faudra donc restaurer la confiance dans la science si nous voulons être à la hauteur des défis qui nous attendent.

C'est pourquoi cet ouvrage du CNRS arrive à point nommé. Il permet de faire un état des lieux des connaissances scientifiques autour du virus et de son évolution aux côtés de l'humain et de son réservoir animal, la chauve-souris. Cet éclairage sera utile pour tous ceux qui s'interrogent sur le scénario de sortie de la pandémie Covid-19, alors que le virus continue d'évoluer et que la morbi-mortalité qui lui est attribuée reste élevée. Il nous rappelle également que notre capacité à prévenir de futures pandémies dépendra de notre meilleure compréhension des relations des humains avec leur environnement.

ARNAUD FONTANET

Directeur de l'unité d'épidémiologie des maladies émergentes à l'Institut Pasteur
Professeur titulaire de la chaire Santé et développement au Conservatoire national des arts et métiers

Avant-propos

Durant le XXe siècle, nous avons entamé une nouvelle ère pandémique. Le monde a été confronté à une augmentation sans précédent de la circulation, de l'émergence et de la réémergence de nombreux virus responsables de maladies infectieuses : H1N1, responsable de la grippe espagnole, H3N2, VIH, Nipah, SARS-CoV, et bien d'autres encore. Il est aujourd'hui reconnu que les activités humaines ont joué un rôle majeur dans leur émergence et leur propagation.

La pandémie mondiale de la Covid-19 est une crise sans précédent ayant profondément impacté tous les aspects de la société et de la santé mondiale. Dès le début de la crise, en 2019, la propagation rapide du virus SARS-CoV-2 a entraîné des conséquences dramatiques, avec des répercussions sanitaires, économiques, sociales et psychologiques inédites.

En matière de santé, le nombre de cas confirmés a dépassé les 360 millions en janvier 2024, avec plus de 7 millions de décès dus à la Covid-19 étaient recensés dans le monde. Outre la mortalité directement imputable au virus, la pandémie a également provoqué une augmentation significative des troubles de santé mentale, des retards de développement chez les enfants et des perturbations dans la prise en charge thérapeutique d'autres pathologies. De plus, les effets à long terme de la Covid-19, tels que le syndrome de détresse respiratoire aiguë, les troubles neurologiques et l'impact sur les organes vitaux, continuent de représenter d'importants défis médicaux et de santé publique. D'un point de vue économique, la crise a engendré d'énormes pertes. Les estimations indiquent un impact économique mondial de plusieurs milliers de milliards de dollars. Parallèlement, des millions d'emplois ont été perdus, des entreprises ont fait faillite et des secteurs entiers ont été bouleversés. Les disparités socio-économiques se sont accentuées, touchant de manière disproportionnée les groupes sociaux les plus vulnérables et exacerbant les inégalités.

La réponse à cette crise a été guidée par la recherche scientifique. En moins de deux ans, plusieurs vaccins efficaces ont été développés et déployés à une échelle historique. Des avancées majeures ont été réalisées dans la compréhension des mécanismes d'infection du virus, la caractérisation de la réponse immunitaire et le développement de traitements améliorant la prise en charge des patients, notamment ceux présentant des facteurs de risque de complications graves, identifiés grâce à des études génétiques internationales. Cependant, des défis persistent, tels que la variabilité du virus, avec l'émergence de nouveaux variants, les disparités dans l'accès aux vaccins et aux traitements entre les pays développés et les pays en développement, ainsi que la nécessité d'un plan vaccinal pour lutter contre la propagation du virus et de ses variants.

Cette crise sanitaire a également mis en lumière les limites de la communication scientifique et la diffusion de la désinformation sur les plateformes numériques, menaçant la confiance du public dans les informations scientifiques et la prise de décision fondée sur des preuves. Renforcer la communication scientifique et restaurer la confiance du public dans la science sont des défis cruciaux pour une réponse efficace aux futures crises de santé publique.

En parallèle, cette pandémie soulève des questions fondamentales concernant notre relation avec l'environnement, la biodiversité et les risques d'émergence de nouvelles maladies infectieuses. L'interaction entre les humains, les animaux et les écosystèmes est au cœur de cette crise. Les activités humaines, telles que la déforestation, l'urbanisation croissante, la démocratisation des voyages, le commerce d'animaux sauvages et les changements climatiques, contribuent à perturber les écosystèmes, augmentant ainsi le risque de transmission de maladies infectieuses zoonotiques comme la Covid-19.

C'est dans ce contexte que les approches *One Health*, *Global Health* et *Planetary Health*, largement débattues au début des années 2000, sont aujourd'hui devenues essentielles. Elles mettent en avant une vision holistique de la santé, reconnaissant l'interdépendance entre la santé humaine, animale et environnementale. Ces approches encouragent la collaboration interdisciplinaire entre les sciences de la santé, les sciences vétérinaires, l'écologie, la biologie évolutive, la virologie, l'épidémiologie, les sciences sociales et d'autres domaines connexes pour comprendre et prévenir les émergences de maladies infectieuses, en tenant compte des interactions complexes entre les êtres vivants et leur environnement.

La pandémie de Covid-19 a ainsi mobilisé une diversité de communautés scientifiques sans précédent, et malgré des avancées scientifiques remarquables, de nombreuses questions restent sans réponse. L'objectif de cet ouvrage est de dresser un état des lieux des connaissances acquises au cours de cette pandémie et d'en tirer des leçons pour une meilleure prévention des crises à venir, car, sans nul doute, d'autres crises surviendront. Les différents chapitres décrivent la biologie des virus, les mécanismes d'infection du SARS-CoV-2 chez l'humain, les recherches sur les traitements et les vaccins, l'épidémiologie, l'évolution du virus et la prévention des futures pandémies. Ce tour d'horizon vise à éclairer les liens complexes entre les humains, les virus et les animaux, en soulignant l'urgence de préserver la santé globale et l'intégrité de nos écosystèmes pour éviter de futures crises sanitaires majeures.

En fin de compte, cet ouvrage réaffirme l'importance des approches interdisciplinaires entre l'écologie, la biologie et la santé dans une perspective de prévention, qui restent aujourd'hui la meilleure réponse à toute pathologie.

STÉPHANE BLANC

Directeur de CNRS Écologie & Environnement

ANDRÉ LE BIVIC

Directeur de CNRS Biologie

Introduction
L'ère des pandémies

CLOTILDE BIARD

Maître de conférences en écologie, Sorbonne Université, Institut d'écologie et des sciences de l'environnement de Paris (IEES), Sorbonne Université, CNRS, INRAe, IRD, Université Paris-Est Créteil, Paris, France

La pandémie de Covid-19 nous a tous profondément marqués par son ampleur et la rapidité de sa diffusion dans le monde. La forte transmissibilité du virus et la sévérité de la maladie ont rendu nécessaires des mesures inédites et radicales de confinement de la population à l'échelle mondiale.

Au cours de notre vie, nous sommes pourtant tous régulièrement confrontés à des épidémies, à des infections nouvelles ou préexistantes dont l'incidence augmente temporairement et qui restent géographiquement localisées. L'histoire de l'humanité est ainsi jalonnée d'épisodes épidémiques, et nombre d'entre eux ont pris l'ampleur de pandémies ; alors, celle qui a été déclenchée par le SARS-CoV-2 est-elle une exception ?

Peste noire, rougeole et variole : des épidémies déjà très meurtrières

Le Moyen Âge, en particulier, est connu pour avoir été marqué par plusieurs grandes épidémies causées par différents pathogènes. La grande peste, ou peste noire, due à l'infection par une bactérie, *Yersinia pestis*, a occasionné entre 1346 et 1353 de 75 à 200 millions de morts en Europe, au Moyen-Orient et en Afrique du Nord, soit 50 à 60 % de la population dans le monde. Du fait de son ampleur, elle est aujourd'hui encore considérée comme la plus mortelle des pandémies. Elle a été suivie par une seconde pandémie de peste, qui s'est déroulée du XIVe jusqu'au début du XIXe siècle. La peste occasionne toujours des flambées épidémiques non cycliques.

La rougeole, quant à elle, est une maladie virale principalement infantile et qui revient de façon régulière. Très commune, elle est décrite à partir du Xe siècle et présente en Europe à partir du Moyen Âge. Elle a causé des épidémies récurrentes et de grande ampleur. Tous les deux à trois ans, elle a causé une mortalité estimée à 2,6 millions de morts par an dans le monde avant la mise au point d'un vaccin en 1963. Elle est déclarée éradiquée grâce à la vaccination dans plusieurs pays, comme la Finlande et les États-Unis, où la transmission autochtone du virus est nulle ; mais il reste des foyers de la maladie et on observe périodiquement des résurgences. Ainsi, en 2018, la rougeole tuait encore 140 000 personnes dans le monde, en majorité des enfants de moins de 5 ans.

De son côté, la variole est une maladie infectieuse virale qui a occasionné des épidémies fréquentes au cours de l'histoire. Au XVIIIe siècle, on estime la mortalité due à la variole à 400 000 personnes par an en Europe, et à un total de 500 millions durant le siècle précédant son éradication par la vaccination en 1977.

Dès le XVIe siècle, la rougeole et la variole sont devenues endémiques, c'est-à-dire des infections présentes dans une zone géographique avec une incidence constante. En Europe, elles ont induit une immunité forte et durable : si l'on guérit de l'infection, on ne peut généralement pas être malade une seconde fois. Les populations européennes étaient donc globalement résistantes à ces maladies. Mais celles-ci ont « voyagé » et ont été introduites, avec d'autres infections comme la grippe, dans les Amériques et le Pacifique à l'occasion des grandes explorations des XVIe et XVIIe siècles et du commerce des esclaves. Elles ont eu sur les populations amérindiennes un effet aussi dévastateur que la grande peste en Europe, car ces populations n'avaient jamais été en contact avec ces maladies et étaient très sensibles à ces nouveaux pathogènes. La mortalité combinée de ces infections s'est élevée jusqu'à 60 % des populations locales. Par exemple, à Cuba, la variole est arrivée à partir de l'île d'Hispaniola en 1518 et a tué plus de la moitié de la population native. En 1529, la rougeole a ensuite tué les deux tiers des survivants. À leur retour, les explorateurs ont rapporté en Europe les infections à tréponèmes, comme la syphilis, qui y étaient jusqu'alors inconnues.

Les épidémies qui ont marqué le XXe siècle

Plus proche de nous, au début du XXe siècle, un virus de grippe A (H1N1), particulièrement contagieux et virulent (on estime à 10 % le taux de létalité), s'est répandu sur les six continents et a donné lieu à la pandémie de grippe dite « espagnole » qui a causé 50 millions de morts, soit entre 2,5 et 5 % de la population mondiale, au cours des années 1918 et 1919.

Après la Seconde Guerre mondiale, l'amélioration des conditions sanitaires et les progrès de la médecine, avec le développement des antibiotiques et des vaccins notamment, ont permis de diminuer l'ampleur et la mortalité des maladies infectieuses. De nouvelles infections sont apparues cependant, comme la pandémie de grippe asiatique de 1957-1958 causée par le virus H2N2 ou la grippe de Hong Kong en 1968 causée par le virus H3N2, qui ont fait chacune 1 à 1,1 million de morts sur les six continents.

Dans les années 1970 et 1980, sont identifiées la légionellose, la fièvre hémorragique due au virus Ebola, qui a fait plus de 15 000 morts en Afrique, et le sida, causé par le VIH, apparu en Afrique et qui s'est répandu dans le monde entier, faisant plus de 36 millions de morts. En 1998, l'infection à virus Nipah en Asie du Sud-Est a tué 350 personnes. Entre 2002 et 2004, le virus SARS-CoV, responsable du syndrome respiratoire aigu sévère (SARS), a infecté 8 000 personnes et en a tué au moins 900, principalement aux États-Unis, en Europe, en Asie et en

Australie. En 2009-2010, la seconde pandémie historique de grippe A (H1N1) a tué plus de 280 000 personnes dans le monde. Apparu en 2012, le MERS (*Middle-East Respiratory Syndrome Coronavirus*, syndrome respiratoire du Moyen-Orient en français), causé par un coronavirus virulent (35 % de létalité), a occasionné le décès de plus de 800 personnes.

La pandémie de Covid-19 a, quant à elle, causé environ 15 millions de morts dans le monde entre son apparition, fin 2019, et fin 2021, selon les estimations de l'Organisation mondiale de la santé (OMS). La maladie peut occasionner des formes sévères, principalement chez les personnes âgées, avec de grandes disparités entre pays, liées à la fréquence des comorbidités et aux facteurs socio-économiques.

Comme nous venons de le voir en remontant dans le temps, l'émergence de nouvelles maladies et leur dissémination dans les populations est un événement courant dans l'histoire de l'humanité. Mais la pandémie de Covid-19 est la première épidémie devenue réellement mondiale depuis l'apparition du sida, et avec une rapidité de propagation sur tous les continents encore jamais vue, tandis que l'apparition régulière de nouveaux variants nécessite une surveillance constante. L'apparition de la Covid-19 et sa transformation en pandémie majeure résultent de processus d'émergence et de dissémination de nouvelles maladies qui mettent en lumière les liens existant entre biodiversité, changements environnementaux à l'échelle globale, et santé humaine. Pour mieux comprendre les mécanismes qui sous-tendent cette pandémie et, de façon plus générale, comment émergent et se répandent de nouvelles maladies, il faut s'intéresser aux relations entre les parasites et leurs hôtes, comment celles-ci évoluent et comment de nouvelles épidémies apparaissent.

Écologie et évolution des interactions hôte-parasite

Un pathogène, ou plus généralement un parasite, est une forme de vie qui doit obligatoirement trouver ses ressources au détriment d'un autre organisme vivant, appelé hôte. Le parasite occupe et exploite l'hôte, qui constitue également son habitat. Il utilise les ressources de son hôte et a un effet négatif sur sa croissance, sa résistance à d'autres pathogènes, sa fécondité ou sa survie. La virulence d'un parasite est l'ensemble de ces effets négatifs sur l'hôte, elle est liée à l'efficacité du parasite à l'exploiter pour produire de nouvelles formes infectieuses. En réponse à l'infection par un parasite, l'hôte développe des mécanismes de résistance, en particulier l'immunité, diminuant la probabilité d'infection par le parasite ou sa multiplication, ou l'éliminant.

« La course aux armements » hôte-parasite

L'hôte et le parasite ont donc un effet réciproque sur leurs survie et reproduction : on dit qu'ils exercent des pressions de sélection l'un sur l'autre. Lorsque ces effets, négatifs pour l'hôte et positifs pour le parasite, sont suffisamment importants, l'évolution de l'hôte et celle du parasite s'influencent mutuellement : on parle de coévolution. Les intérêts de l'hôte (éviter ou se débarrasser des parasites) et du parasite (exploiter l'hôte) étant antagonistes, la coévolution conduit à une « course aux armements » perpétuelle entre l'hôte et le parasite, c'est-à-dire que les deux espèces ne cessent d'évoluer en réponse aux pressions qu'elles exercent l'une sur l'autre. En effet, à chaque génération, les hôtes les plus résistants au parasite sont sélectionnés et vont donc survivre et produire plus de descendants, augmentant ainsi en proportion dans la population. De la même façon, les parasites les plus efficaces pour infecter un hôte et s'y reproduire vont être sélectionnés selon le même processus. À chaque infection, le parasite produit de nouvelles formes infectieuses dont un certain nombre peut présenter des caractéristiques différentes, apparues par mutation ou acquises par d'autres mécanismes génétiques. Ces modifications peuvent concerner la capacité de transmission ou d'infection, ou encore la virulence du parasite.

Des pressions de sélection asymétriques

Mais le parasite étant dépendant de l'hôte pour sa survie et sa multiplication, ces pressions de sélection sont asymétriques : celles qui s'imposent au parasite sont plus fortes que celles imposées par le parasite à son hôte. De plus, le temps de génération des parasites étant plus rapide que celui des hôtes, les parasites ont un potentiel évolutif plus important, et il existe alors un décalage temporel entre l'apparition de variants du parasite et celle de la résistance de l'hôte ; le parasite a un temps d'avance sur son hôte. On l'a vu depuis le début de l'épidémie de Covid-19, avec l'apparition régulière de nouveaux variants remplaçant progressivement les précédents.

L'interaction s'inscrit donc également dans la durée à l'échelle de la population, et on observe des cycles coévolutifs, au cours desquels un nouveau variant du parasite apparaît et augmente en fréquence dans une population d'hôtes initialement sensibles, puis diminue avec l'augmentation du nombre d'hôtes résistants dans la population. En réponse à la pression de sélection exercée par des parasites changeant constamment, la résistance des hôtes va également évoluer. Cette « course aux armements » est un mécanisme évolutif essentiel contribuant au maintien de la variabilité génétique de la résistance des hôtes, qui a façonné le système immunitaire des populations humaines au cours de l'histoire d'*Homo sapiens*, commencée il y a environ deux cent mille ans.

La résistance à un parasite : une adaptation à double tranchant

Il a été récemment découvert que la peste noire a occasionné au XIVe siècle l'épisode de sélection naturelle sur les populations humaines la plus rapide et la plus intense documentée à ce jour. En analysant l'ADN issu de restes de malades qui avaient survécu et de victimes de l'épidémie enterrées à Londres et au Danemark, on a découvert que que les survivants portaient plus souvent dans leur génome des variants augmentant potentiellement la réponse immunitaire contre la bactérie *Yersinia pestis*, responsable de la maladie, et par là leurs chances de survie d'environ 40 % par rapport aux victimes. La peste a causé une très forte mortalité dans les populations européennes et, par conséquent, la fréquence de ces variants génétiques humains a augmenté rapidement : la proportion de Londoniens porteurs de ces variants avantageux est passée de 40 % à plus de 50 % après la pandémie en seulement trois à quatre générations. Actuellement, la proportion de la population porteuse de ces variants est toujours élevée, vraisemblablement du fait que la peste est restée endémique en Europe jusqu'au XIXe siècle, maintenant ainsi une pression de sélection positive et leur conservation dans le génome. Mais ces variants génétiques, s'ils conféraient un avantage dans la résistance contre la peste, sont associés aujourd'hui à une prédisposition à développer des maladies auto-immunes, comme la maladie de Crohn ou l'arthrite rhumatoïde.

Pendant la pandémie de Covid-19, la présence de certains variants génétiques sur le chromosome 3, qui semblent impliqués dans une réponse immunitaire exacerbée, a été associée à des formes graves de la maladie induite par le SARS-CoV-2. Ces variants, aujourd'hui désavantageux face à ce nouveau virus, auraient été légués par l'homme de Néandertal aux humains modernes après leur sortie d'Afrique, il y a soixante mille ans, et auraient persisté dans le génome à des fréquences variables dans les populations en fonction de l'avantage ou du désavantage qu'ils procuraient face aux pathogènes présents localement. On retrouve ainsi ces variants chez 30 % de la population d'Asie du Sud, ce qui suggère qu'ils y confèrent un avantage, alors qu'ils sont quasiment absents de la population en Asie orientale, où l'on suspecte qu'ils auraient été éliminés à la suite d'une infection ancienne causée par un coronavirus ou d'autres pathogènes.

On voit ainsi que les interactions hôte-parasite modèlent notre système immunitaire et notre génome de façon dynamique : un variant avantageux contre un pathogène persistera dans le génome tant que l'exposition de la population à ce pathogène continue ou, en son absence, tant que ce variant ne désavantage pas l'hôte face à un autre pathogène ou ne prédispose pas à d'autres maladies.

Les humains et leurs parasites: comment les maladies infectieuses émergent-elles et deviennent-elles des pandémies?

La diversité des parasites susceptibles d'infecter les humains est estimée à un peu plus de 1 400 pathogènes, qui peuvent être spécifiquement humains ou infecter plusieurs espèces. Soixante et un pour cent d'entre eux se transmettent naturellement entre hôtes vertébrés non humains et les humains, et induisent des maladies et des infections que l'on appelle des zoonoses. Ces pathogènes peuvent se transmettre directement des animaux aux humains, ou, dans 23 % des cas, nécessiter l'action d'un vecteur – un insecte piqueur hématophage hôte du parasite qui est infecté – qui le transmet à l'occasion de ses repas de sang sur les hôtes vertébrés du parasite (comme la malaria, transmise par les moustiques).

L'humain, en tant qu'hôte, présente un certain nombre de particularités : c'est une espèce sociale qui a colonisé tous les milieux sur terre, jusqu'aux plus extrêmes, formant des groupes sédentaires reliés par des échanges, et dont l'histoire écologique et évolutive est marquée par de nombreux phénomènes migratoires. Les humains ont la capacité de transformer profondément et durablement leur habitat et de domestiquer et d'élever d'autres espèces, ce qui a permis une croissance de population exponentielle depuis l'Antiquité. Les parasites spécifiquement humains des communautés de chasseurs-cueilleurs étaient des vers nématodes, comme les oxyures, hérités des ancêtres hominidés. Mais ces communautés étaient de taille trop petite pour produire assez d'hôtes sensibles et permettre la persistance d'autres parasites. Des réintroductions répétées à partir d'autres populations humaines auraient été nécessaires pour que des maladies deviennent épidémiques. La plupart des infections étaient probablement des zoonoses, acquises par contact avec la faune sauvage à l'occasion de la chasse.

Les trois grandes transitions épidémiologiques

L'histoire des maladies infectieuses chez l'humain s'est ensuite articulée autour de trois transitions épidémiologiques provoquées par les grandes étapes de l'évolution des sociétés humaines.

La première est liée à la domestication et à l'élevage du bétail et au développement du pastoralisme, puis de l'agriculture. Commencées il y a dix mille à quinze mille ans, ces activités ont d'une part facilité la transmission de parasites entre espèces animales et humains, et d'autre part permis le développement de peuplements de taille suffisante pour que des parasites virulents, comme ceux de la variole et de la rougeole, deviennent endémiques.

La variole est due à un virus du genre des *Orthopoxvirus* qui a probablement évolué il y a trois mille à quatre mille ans dans l'Est de l'Afrique, à partir d'un virus proche de la variole bovine. Celui-ci aurait initialement infecté des rongeurs, puis des dromadaires récemment introduits dans la région et enfin les humains. L'adaptation de ce virus ancestral à ces nouveaux hôtes successifs a conduit à la divergence de la lignée humaine du virus de la variole, qui a été décrite dans des momies égyptiennes datées de 1500 avant J.-C., puis couramment à partir du Ier siècle de notre ère.

La rougeole est, quant à elle, causée par le virus le plus infectieux connu, du genre des *Morbillivirus*, qui a évolué à partir du virus de la peste bovine au Moyen-Orient au VIe siècle avant J.-C. La rougeole se propageant rapidement et induisant une immunité à vie, son maintien dans les populations humaines coïncide avec le développement de communautés de taille suffisante pour que la maladie persiste, soit 250 000 à 500 000 personnes, à partir du IIIe siècle avant J.-C. au Proche-Orient, en Afrique du Nord, en Europe, en Chine et en Inde. Le virus de la rougeole a ensuite complètement divergé de celui de la peste bovine et acquis la capacité à se transmettre entre humains en devenant un virus strictement humain vers 1100 après J.-C.

Le développement continu des villes a ensuite déclenché la seconde transition : l'augmentation de la densité des populations urbaines s'est accompagnée de problèmes sanitaires et de contrôle des espèces commensales (associées aux humains), et a conduit aux pandémies de choléra ou de peste. La peste est à l'origine une zoonose causée par la bactérie *Yersinia pestis*, parasite de rongeurs et transmise par les puces, probablement originaire d'Asie centrale et introduite en Europe lors du siège du port génois de Caffa, en Crimée, par la Horde d'or turco-mongole. L'acquisition par la bactérie de la capacité de transmission interhumaine, puis sa dissémination par les voies commerciales terrestres et maritimes a été à l'origine de la grande peste en Europe et en Asie.

Enfin, les migrations, le commerce, l'exploration du monde par les Européens ont permis à des pathogènes établis dans une région et dans des histoires coévolutives longues avec les populations locales d'être transportés et introduits dans de nouvelles populations d'hôtes « naïfs », avec les conséquences dramatiques que l'on a vues plus tôt.

L'émergence de nouvelles maladies

Si l'émergence de nouveaux pathogènes humains est un phénomène courant, on remarque cependant une augmentation du nombre total de nouvelles maladies infectieuses apparues depuis 1940, ainsi que la proportion parmi elles de zoonoses, en particulier les infections virales. On parle de maladie infectieuse émergente lorsqu'une maladie a récemment augmenté en incidence, en matière d'impact ou de zone géographique.

Plus de cinq nouvelles maladies apparaissent chaque année, et durant les cinquante dernières années, plus de 400 nouveaux pathogènes (virus, bactéries, protozoaires, champignons et autres micro-organismes) ont été identifiés. La majorité (70 %) des maladies infectieuses émergentes (par exemple celles dues aux virus Ebola, Nipah, Zika) et presque toutes les pandémies connues (grippe, sida, SARS, Covid-19) ont pour origine des pathogènes zoonotiques pouvant infecter différents hôtes, principalement issus de la faune sauvage, mais aussi les animaux d'élevage et domestiques. Ces espèces hôtes sont qualifiées de « réservoir animal », car elles participent à la multiplication, à la transmission et à la dispersion du parasite. Les réservoirs de pathogènes à potentiel pandémique les plus importants sont les mammifères (chauves-souris, rongeurs, primates), certains oiseaux (les oiseaux aquatiques en particulier) et les animaux d'élevage (cochons, volailles, chameaux). On estime que 1,7 million de virus encore inconnus pourraient exister chez les hôtes mammifères et oiseaux, et que 631 000 à 827 000 d'entre eux pourraient infecter les humains. Cela signifie que moins de 0,1 % du potentiel de zoonoses virales a été découvert.

Les facteurs impliqués dans l'émergence de ces nouvelles maladies infectieuses ont été progressivement identifiés à partir des années 1990 et sont liés aux modifications profondes de l'environnement. Les activités humaines et les changements socioéconomiques mettant en contact étroit la faune sauvage, d'élevage et domestique avec les populations humaines ont favorisé la transmission de pathogènes entre espèces.

La plupart de ces événements génèrent des épidémies sporadiques, mais celles-ci peuvent se transformer en pandémies lorsque les pathogènes se répandent dans des communautés densément peuplées et qu'ils se transmettent rapidement entre personnes infectées. Les échanges commerciaux et touristiques internationaux, dont le volume et la rapidité n'ont cessé de croître, permettent ensuite leur propagation autour du monde en quelques semaines.

Altération de la biodiversité et augmentation du risque

La biodiversité des parasites augmente proportionnellement à celle de leurs hôtes, et les maladies émergentes tendent à apparaître dans les régions rurales tropicales ou subtropicales, dans lesquelles la biodiversité est forte, les populations humaines croissent rapidement et où les modifications de l'habitat conduisent à des contacts fréquents entre humains et faune sauvage. Dans le cas des parasites ayant plusieurs espèces hôtes réservoirs, certaines d'entre elles sont plus efficaces que d'autres à transmettre le parasite, parce qu'elles sont plus facilement infectées, qu'elles produisent plus de formes infectieuses, ou qu'elles ont un taux de rencontre élevé et participent donc plus à la dynamique du parasite. On dit qu'elles sont plus compétentes.

Dans les régions à forte biodiversité, la présence de ces espèces fortement compétentes est proportionnellement moins importante et leur effet comme réservoir du parasite s'en trouve diminué (on parle d'effet de dilution). Inversement, l'altération et la transformation des habitats consécutives aux activités humaines affectent leurs caractéristiques écologiques et induisent des modifications relatives à l'abondance des parasites ou de leurs vecteurs, à la composition des communautés et aux interactions entre espèces. Alors que les environnements naturels et non perturbés montrent une résistance et une résilience parfois fortes face à l'apparition et à la dissémination de nouveaux parasites, des études récentes montrent que le risque d'émergence de nouvelles maladies est accru dans les environnements modifiés et dominés par les humains. En effet, la modification des habitats naturels par les activités humaines conduit à la diminution et à l'homogénéisation de la biodiversité. Or, les espèces sauvages qui peuvent vivre dans ces habitats perturbés sont également celles qui sont les plus compétentes comme réservoirs de pathogènes à fort risque de transmission zoonotique.

Les changements d'utilisation des terres et les changements climatiques sont ainsi deux des principales causes directes de la crise de la biodiversité actuelle, et ces trois facteurs conjugués sont au cœur de l'émergence de nouveaux pathogènes.

L'impact de la destruction des habitats naturels

Les changements d'utilisation des terres correspondent à la conversion d'écosystèmes naturels en écosystèmes dominés par les humains par la déforestation, l'urbanisation et l'intensification de l'agriculture, de l'élevage et de l'exploitation des ressources naturelles (minerais, bois, pétrole ou gaz). Ils sont à l'origine de 30 % des maladies émergentes depuis 1960. Dans des habitats riches en biodiversité, la destruction et l'incursion des humains et du bétail, offrent en effet des opportunités pour les parasites d'infecter de nouvelles espèces et d'augmenter leur taux de transmission. L'émergence récente de plusieurs virus dont les réservoirs naturels sont des espèces de chauves-souris est liée à des modifications de l'utilisation des sols favorisant le franchissement de la barrière d'espèce. Le virus Hendra, par exemple, apparu en Australie en 1994, provoque une maladie pulmonaire chez les chevaux, qu'ils peuvent transmettre aux humains. Le virus Nipah, qui cause une encéphalite sévère, a vu le jour en Malaisie en 1999, où l'intensification de l'élevage et la déforestation ont conduit les chauves-souris à entrer en contact avec des porcs maintenus dans des élevages à haute densité. Ces deux virus assez similaires sont très virulents. L'infection, dans les deux cas, conduit à un taux de mortalité de 40 à 70 %, mais seul Nipah peut se transmettre entre humains. L'émergence en Afrique centrale du virus Marburg, qui provoque une fièvre hémorragique, est quant à elle liée aux activités minières dans des grottes hébergeant de grandes colonies de roussettes égyptiennes. L'émergence de flavivirus transmis par les moustiques comme Zika en Afrique ou la fièvre jaune en Amérique du Sud est également liée à des modifications d'utilisation des terres, au commerce et au développement des transports et du tourisme.

Le rôle du changement climatique

Les profonds bouleversements du climat modifient également les relations hôte-parasite de plusieurs manières. Le réchauffement des températures conduit les organismes à modifier leur aire de répartition et induit des mouvements de populations animales et humaines permettant aux pathogènes de rencontrer et d'infecter de nouveaux hôtes, souvent très différents de leurs hôtes habituels. Le réchauffement climatique et les modifications du régime des précipitations ont également une incidence sur le cycle de vie des parasites, de leurs vecteurs et de leurs hôtes. On s'attend notamment à une augmentation des infections bactériennes et des infections à vecteurs en raison de conditions plus favorables : par exemple pour les moustiques vecteurs de la dengue et de la malaria ou pour les tiques transmettant l'encéphalite à tiques ou la maladie de Lyme, maladies dont l'incidence augmente pour la première en Amérique du Nord et pour la seconde en Scandinavie. La production primaire des écosystèmes est également modifiée et peut conduire à l'augmentation de populations de petits rongeurs granivores ou herbivores qui constituent des réservoirs très compétents. Il a été montré récemment que le réchauffement climatique provoque une augmentation du risque de transmission virale entre espèces, et ce d'autant plus dans les zones les plus densément peuplées. D'autre part, il est attendu que le réchauffement climatique aggrave la sévérité de plus de la moitié des maladies humaines causées par des pathogènes.

Les facteurs facilitant l'émergence de zoonoses

L'étalement urbain galopant, avec plus de 50 % de la population mondiale résidant actuellement dans des villes et une projection allant jusqu'à 70 % en 2050, est également un important facteur d'émergence de nouveaux pathogènes. L'effet d'îlot de chaleur urbain exacerbé par le réchauffement climatique augmente le risque de transmission de maladies ayant les moustiques pour vecteur. Il est à l'origine d'épidémies de dengue en Asie du Sud-Est, en Afrique et en Amérique latine notamment. La forte densité de population humaine, mais aussi la présence de nombreuses espèces réservoirs (rats, écureuils, hérissons) locales ou exotiques dans les centres urbains favorisent, là encore, la transmission de parasites zoonotiques.

La chasse, l'élevage, le commerce d'espèces sauvages et leur consommation ont, dès leur apparition, conduit à l'émergence de zoonoses, comme on l'a vu pour la rougeole et la variole. Ces facteurs, combinés à l'augmentation de la demande mondiale en viande et à l'intensification des pratiques agricoles et d'élevage poussées par la démographie et les changements d'alimentation, constituent actuellement un risque majeur d'émergence de zoonoses.

Le MERS (syndrome respiratoire du Moyen-Orient) est causé par un coronavirus qui circulait vraisemblablement à l'origine dans des populations de chauves-souris, mais qui est devenu endémique pendant la première décennie de ce siècle dans des élevages de dromadaires au Moyen-Orient, en Afrique et en Asie du Sud, ce qui a permis des transmissions répétées aux humains et la détection des premiers cas en 2012.

Le virus d'immunodéficience simien, apparu en Afrique centrale et de l'Ouest, a régulièrement infecté des humains depuis des centaines d'années, conséquence de la chasse et de la consommation de viande de chimpanzés, de gorilles ou de singes verts mangabey contaminés. Il n'a acquis la capacité de transmission interhumaine que pendant la seconde moitié du XXe siècle, lorsque l'augmentation de la taille des communautés et du nombre de contacts entre elles a favorisé sa transmission rapide. Cet événement a eu lieu trois fois de façon indépendante, ce qui a conduit à l'émergence des trois lignées de virus d'immunodéficience humaine (VIH) connues. Sa dissémination a ensuite été facilitée par la globalisation des échanges commerciaux et touristiques. Un mécanisme similaire est à l'origine de l'apparition du virus Ebola, dans la même zone géographique, au milieu des années 1970, dont le réservoir d'origine est vraisemblablement une ou plusieurs espèces de chauves-souris, et qui infecte gorilles, chimpanzés, céphalophes ou chauves-souris frugivores chassés par les communautés locales pour leur viande.

L'apparition de la Covid-19

Le SARS-CoV (qu'on appelera aussi « SARS-CoV-1 »), responsable du SARS, et le SARS-CoV-2, agent de la Covid-19, font partie d'un groupe de coronavirus trouvés initialement chez des chauves-souris insectivores du genre *Rhinolophus*. Là encore, un mécanisme identique est à l'origine de leur émergence, par le regroupement d'animaux sauvages réservoirs, comme des civettes, des blaireaux, des ratons laveurs ou des chauves-souris, dans des marchés aux animaux vivants, puis leur consommation par les humains. On suspecte le SARS-CoV-2 d'avoir infecté des humains à partir de chauves-souris, soit directement, soit par l'intermédiaire d'un animal réservoir. Son origine se situe vraisemblablement en Chine du Sud (comme le SARS-CoV, qui est apparu dans la province de Guangdong) ou dans les pays limitrophes, où l'on détecte la plus forte diversité connue de ces virus chez les chauves-souris et où les contacts entre humains et chauves-souris sont fréquents, en raison d'une forte densité de population conduisant à l'intrusion d'humains dans les milieux naturels. Le virus a été transporté par des animaux ou des humains infectés jusqu'aux marchés aux animaux vivants de Wuhan, où tous les facteurs de risque de transmission inter-espèces, puis de diffusion du virus, étaient réunis : des animaux d'espèces différentes prélevés dans la nature et maintenus en captivité à forte densité, des conditions sanitaires précaires et une forte affluence de personnes voyageant pour le commerce.

Santés humaine, animale et des écosystèmes : tout est lié !

Les humains sont-ils les seuls à être affectés par l'émergence de nouveaux pathogènes ? La majorité des maladies infectieuses émergentes trouve sa source dans la faune sauvage, comme nous l'avons vu précédemment. Les humains sont ensuite contaminés par l'intermédiaire d'animaux domestiques ou d'élevage. Mais ces maladies peuvent également occasionner des formes graves et de fortes mortalités chez les animaux, comme c'est le cas du virus Hendra chez les chevaux. Les infections causées par des pathogènes pouvant infecter plusieurs espèces d'hôtes sont également majoritaires chez les animaux. Ebola, par exemple, cause également une maladie hémorragique sévère chez les primates non humains, tuant 90 % des individus contaminés.

La chytridiomycose des amphibiens, infection fongique découverte en 1998, s'est répandue dans le monde entier par le biais du commerce d'animaux sauvages et l'introduction d'espèces invasives, et participe au déclin global des populations d'amphibiens. Elle aurait déjà conduit à l'extinction de 90 espèces. Les écrevisses d'eau douce d'Amérique du Nord, introduites en Europe à la fin du XIXe siècle et dans les années 1960 pour l'élevage et le repeuplement des cours d'eau, sont devenues invasives et participent à la propagation de la peste des écrevisses, dont elles constituent un réservoir, dans les élevages et dans les populations sauvages, certaines étant désormais gravement menacées d'extinction.

Grippe aviaire

De nouveaux pathogènes de la faune sauvage et des animaux d'élevage émergent par le jeu des mêmes facteurs que ceux influençant l'apparition de maladies humaines. La grippe (ou influenza) aviaire causée par le virus H5N1, hautement pathogène, est apparue avec l'intensification de la production de volailles et du commerce illégal d'animaux. Elle a été initialement détectée dans un élevage d'oies en Chine en 1996. Les oiseaux sauvages, en particulier les oiseaux d'eau et les oiseaux migrateurs, sont des hôtes réservoirs naturels de souches faiblement pathogènes de la grippe aviaire (virus H13 et H16, par exemple), et la contamination d'oiseaux sauvages par H5N1 a été détectée à partir de 2002. Les oiseaux sauvages comme les goélands, les canards, les oies et les cygnes l'ont ensuite propagée mondialement ; en Europe, 112 espèces d'oiseaux sauvages ont été testées positives au virus entre 2021 et 2022. Cette pandémie cause depuis fin 2021 des mortalités massives de grues cendrées, de bernaches nonnettes, de pélicans frisés, de fous de Bassan, de labbes, de goélands, de mouettes rieuses, de sternes, que ce soit en Asie, en Europe, en Afrique ou en Amérique du Nord. La mortalité dans ces populations se compte en milliers, voire en dizaines de milliers d'individus, et soulève de vives inquiétudes quant à la survie de nombre d'entre elles. Récemment, des cas de grippe aviaire ont été détectés chez des mammifères : une épidémie a touché un élevage de visons en Espagne en octobre 2022, et des cas de contamination et des taux de mortalités élevés dans une douzaine d'espèces de la faune sauvage ont été rapportés parmi les grizzlis, les ratons laveurs, les renards et les mouffettes, mais aussi les lions de mer et les phoques, notamment. Ce virus d'influenza aviaire hautement pathogène a donc franchi plusieurs fois la barrière d'espèce entre oiseaux et mammifères et semble évoluer vers une transmission plus efficace entre ces derniers. Certains variants présentent en effet des marqueurs génétiques d'adaptation à la réplication chez les mammifères, faisant craindre que le virus n'acquière finalement la capacité à contaminer les humains.

Transmission de l'humain vers l'animal et inversement...

Si la transmission d'un pathogène entre espèces animales ou des animaux à l'humain est fréquente, l'inverse est également possible. Dans le cas de la Covid-19, après que le virus s'est répandu mondialement, on a constaté des cas de transmission du SARS-CoV-2 des humains à des animaux de compagnie (chiens, chats, furets). Des épidémies ont également eu lieu dans des élevages de visons aux Pays-Bas, au Danemark et aux États-Unis, où des visons infectés ont ensuite transmis de nouveau le virus à l'humain, ce qui a conduit à l'abattage préventif de dizaines de milliers d'animaux. En janvier 2022, dans une animalerie de Hong Kong, des hamsters, probablement infectés par le virus avant leur importation, l'ont transmis à des employés et acheteurs qui ont ensuite contaminé des proches.

Ces nombreux exemples démontrent, sans équivoque, que les santés humaine et animale sont liées. Celles-ci sont intimement connectées, elles aussi, à la santé des écosystèmes qui les abritent. Les zones de forte biodiversité sont en premier lieu cruciales à préserver dans le contexte de la sixième extinction de masse, mais aussi parce que ce sont celles dans lesquelles de nouveaux pathogènes sont susceptibles d'émerger : en effet, les activités humaines détruisent cette biodiversité, favorisent les espèces hautement compétentes et augmentent le risque de transmission inter-espèces. Les causes sous-jacentes de l'apparition de nouvelles maladies à potentiel épidémique ou pandémique sont en réalité les mêmes que celles prévalant à la crise de la biodiversité actuelle et au réchauffement climatique. Elles sont toutes liées aux conséquences des activités et du développement des sociétés humaines.

L'Anthropocène, vers une ère des pandémies ?

L'augmentation de la fréquence d'émergence de nouvelles maladies infectieuses et des épidémies s'explique par l'intensification des changements globaux, qui sont eux-mêmes la conséquence de l'augmentation de la consommation et du commerce poussée par la pression démographique et les développements sociaux et technologiques.

L'Anthropocène, cette nouvelle ère qui a débuté après la dernière glaciation il y a dix mille ans et dans laquelle l'humanité est la principale force de transformation durable de l'environnement, de la biosphère et du système terrestre dans son ensemble, sera-t-elle l'ère des pandémies ?

Les stratégies actuelles de contrôle des pandémies reposent encore essentiellement sur la surveillance de l'émergence de nouveaux pathogènes, ainsi que sur des mesures de santé publique et des avancées médicales visant à limiter l'ampleur des épidémies et la sévérité des infections (principalement par le développement rapide de vaccins) une fois celles-ci déclarées. Ces stratégies ont clairement montré leurs limites durant la pandémie de Covid-19. Face à ce constat, et les causes de l'émergence de nouvelles maladies ayant été identifiées, il est désormais crucial d'adopter une démarche préventive. De nouvelles approches prenant en compte l'interconnexion profonde des santés animale, humaine et environnementale, et basées notamment sur la préservation des écosystèmes naturels et de leur fonctionnement, sont mises en place à l'échelle internationale. De leur efficacité découlera la réponse à la question précédente...

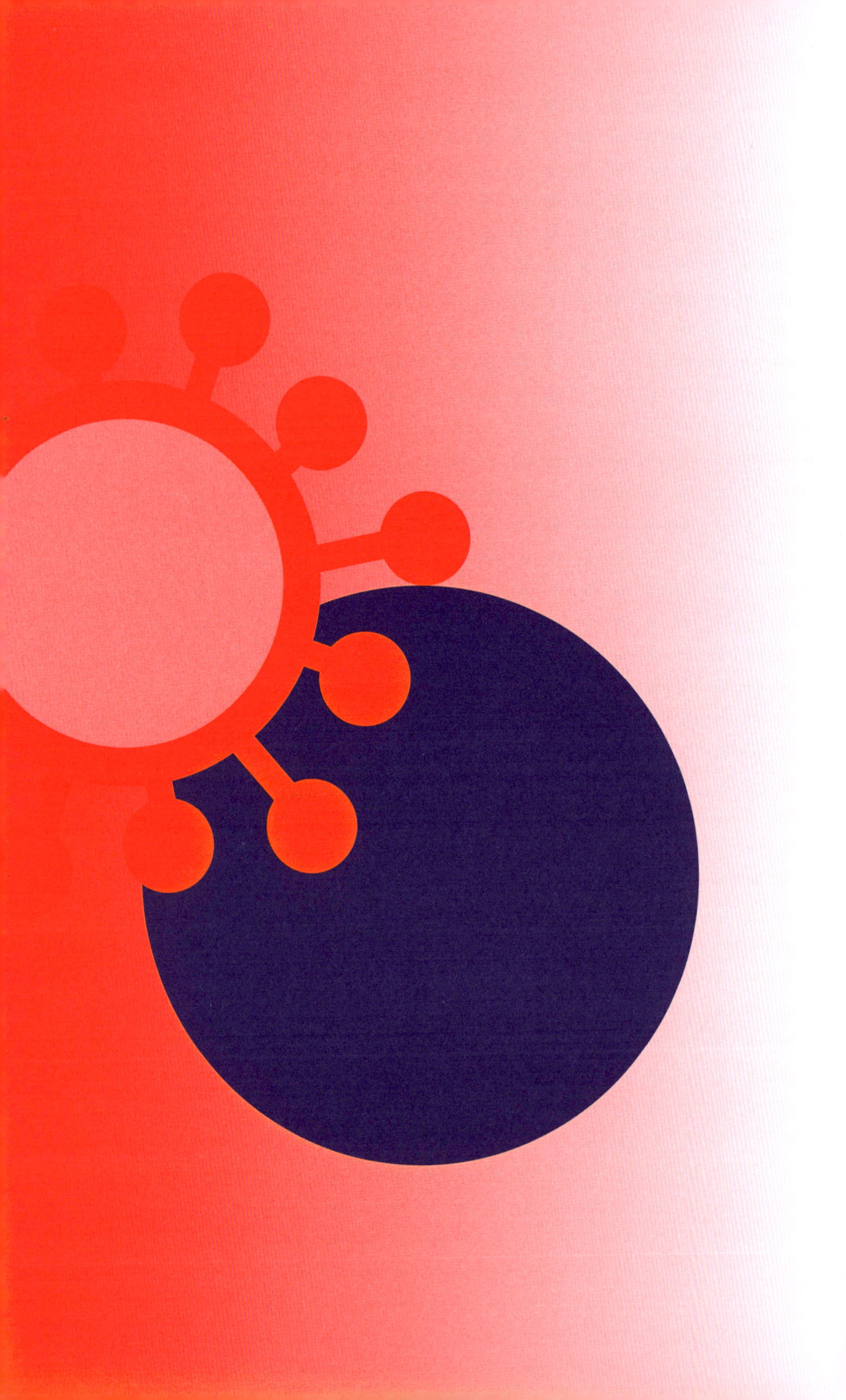

1. Des virus, des animaux et des humains

Longtemps insaisissables, les virus sont désormais mieux connus, classifiés et étudiés. Leur diversité est immense, tout comme leur capacité à la générer et à s'adapter très rapidement. Humains et virus coévoluent depuis toujours, mais leurs interactions se sont accentuées avec l'essor de l'agriculture et surtout de l'élevage, corrélé à une augmentation de la population humaine. En effet, cette proximité quotidienne avec les animaux a permis à certains virus de passer d'une espèce à une autre et par là, le développement des premières épidémies humaines liées à des zoonoses. À la suite de l'émergence d'un nouveau virus responsable de l'une des pandémies virales les plus marquantes de l'histoire humaine, avec un impact énorme tant au niveau sanitaire qu'économique et social, comprendre les liens étroits entre les humains, les virus et les animaux au sein d'un environnement de plus en plus bouleversé est absolument crucial.

Qu'est-ce qu'un virus ? Comprendre leur diversité

AMANDINE LE CORF
Doctorante CNRS

LUCIE ETIENNE
Directrice de recherche CNRS

Centre international de recherche en infectiologie (CIRI), CNRS, Inserm, ENS de Lyon, Université Claude Bernard-Lyon 1, Lyon, France

Les virus ont toujours été source de fascination mais aussi souvent à l'origine de peurs. Les médias véhiculent surtout les informations alarmistes liées aux épidémies virales à fort impact sur la santé publique ou économique, avec des titres souvent inquiétants. Cette perception est en contradiction avec le fait que les virus sont présents dans nos organismes sans forcément nous rendre malades. Certains d'entre eux ont même intégré nos génomes et participent à des fonctions essentielles. Le gène de la syncytine par exemple, qui est d'origine rétrovirale, est essentiel à la formation du placenta chez tous les placentaires ! D'autres gènes d'origine virale sont aujourd'hui bénéfiques car ils participent à notre immunité.

Les progrès du séquençage à haut débit ont permis de découvrir que les virus étaient présents partout sur le globe – on parle même de « virosphère ». Toute cellule sur terre rencontrera au moins un virus au cours de sa vie ! Les humains, mais aussi les animaux, les plantes, les champignons et même les bactéries peuvent être des hôtes pour les virus.

Les virus jouent donc un rôle clé dans l'évolution du vivant, et il existe un véritable continuum, allant du mutualisme avec bénéfices réciproques avec leurs hôtes jusqu'au parasitisme.

Découverte du premier virus

Historiquement, c'est bien leur caractère pathogène qui caractérisait les virus. L'étymologie du mot « virus » atteste aussi ce point puisqu'il provient, en latin, du mot « poison ». Avant même de les identifier, Louis Pasteur, dans les années 1880, dira à propos de la rage que les virus sont des éléments pathogènes invisibles au microscope. C'est en 1892 que Dimitri Ivanovski, un botaniste de l'université de Saint-Pétersbourg, fait la découverte du premier virus, l'agent infectieux de la mosaïque du tabac. Ce virus est simple, avec un génome qui encode seulement quatre protéines et qui est « encapsidé ». Cette capside est comme une boîte protectrice dont la présence est généralisée à tous les virus, mais dont la forme varie (la forme de la capside sera d'ailleurs utilisée plus tard pour leur classification). Les virus ont, tout d'abord, été définis comme « filtrants », c'est-à-dire si petits qu'ils passent à travers des filtres bloquant les bactéries. Cette filtration restera au cœur des protocoles expérimentaux pendant des décennies, où l'on s'attend à ce que la fraction virale soit inférieure à 0,3 micromètre (environ 200 fois plus petit que le diamètre d'un cheveu ; *figure ci-dessous*). Cette notion de micro-organisme petit et filtrant, par opposition aux bactéries, sera remise en cause au début des années 2000, avec la découverte des virus dits « géants ». D'abord avec les mimivirus qui font 0,4 micromètre et qui ont été identifiés par Bernard La Scola et ses collègues, puis la découverte des plus gros virus identifiés à ce jour, les pandoravirus, qui font 1,2 micromètre, par Jean-Michel Claverie et Chantal Abergel en 2013.

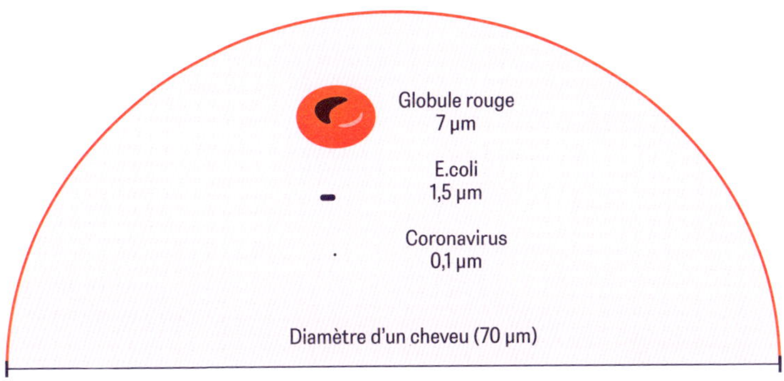

Ordre de grandeur de la taille des virus

Définition des virus par rapport aux microbes

Soixante ans après la découverte des premiers virus, c'est André Lwoff en 1957, puis André Lwoff et Paul Tournier en 1966, qui proposent une définition des virus permettant de déterminer des critères de discrimination par rapport aux microbes cellulaires. Les virus sont ainsi décrits de la façon suivante :

- **ce sont des micro-organismes parasites intracellulaires stricts ; ils n'ont pas d'énergie et pas de ribosomes (éléments essentiels à la production de protéines virales à partir du génome) ;**
- **les virus se multiplient à partir de leur seul génome viral ; cependant, ce critère sera ensuite abandonné, car le génome seul ne suffit pas en réalité ;**
- **les virus ne se divisent pas, ils ne font pas de division binaire ;**
- **ils n'ont pas de système métabolique : ce dernier critère n'a pas été gardé par la suite comme discriminant, car certaines bactéries en sont dépourvues également[1].**

Selon ces critères, Lwoff en conclut que les virus « ne sont pas vivants ». Cette question est toujours débattue aujourd'hui par les experts de différents domaines, notamment en philosophie des sciences[2]. Les virus ne sont parfois pas plus vivants que des gènes, mais ils ont deux aspects typiques du « vivant » : ils se répliquent et ils évoluent par sélection naturelle. Donc, selon les critères de Leslie Orgel, ils sont « vivants ». Les « virus géants », qui ont remis en cause le caractère ultra-filtrant des virus, remplissent néanmoins toujours les critères 1 et 3 de Lwoff et sont ainsi toujours acceptés dans la définition actuelle des virus, à savoir un micro-organisme parasite intracellulaire strict qui a besoin de la machinerie métabolique cellulaire de l'hôte pour sa réplication.

Les principales étapes du cycle viral sont la pénétration ou l'entrée dans la cellule, la phase de réplication dans la cellule, la libération de nouveaux virions dans le milieu extérieur, principalement par bourgeonnement ou par lyse de la cellule (*figure ci-dessous*). Mais il est également possible d'avoir des transmissions de virus de cellules à cellules sans passage dans l'environnement, et les détails des étapes à l'intérieur des cellules dépendent des types de virus.

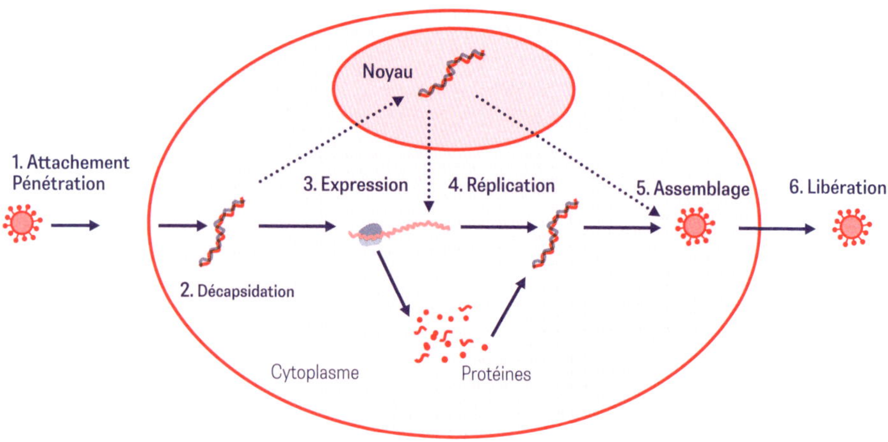

Étapes types d'un cycle de réplication virale dans la cellule

La première étape du cycle viral est 1) l'attachement du virus à son récepteur, nécessaire à la pénétration du virus à l'intérieur de la cellule. Une fois entré dans la cellule, 2) le virus va perdre sa capside et libérer le génome viral. Les étapes suivantes (flèches en pointillé) peuvent varier selon le type de génome viral (ARN ou ADN). Le génome viral sera transcrit puis traduit pour la synthèse de nouvelles protéines virales. En parallèle, le génome viral est 4) répliqué pour donner naissance à plusieurs copies du génome, qui seront 5) encapsidées pour la formation des nouveaux virions au cours de l'étape d'assemblage avant d'être 6) libérées dans le milieu extracellulaire.

La grande diversité virale

Les années de découvertes successives des virus vont révéler leur diversité inouïe. Il n'y a pas que la taille des particules virales qui varie, leur génome, leur structure, leur morphologie ou leur mode de réplication aussi. Les génomes des plus petits virus peuvent, par exemple, être constitués uniquement de 2000 nucléotides (les fameuses quatre lettres A, T, C, G, le T étant un U pour les virus à ARN), alors que les plus gros génomes viraux ont jusqu'à 2,5 millions de nucléotides ! Pour garder la comparaison des lettres, les plus petits virus ont un génome de la taille de deux paragraphes, alors que les gros ont un génome de la taille de 6 fois le nombre de caractères de l'ensemble de ce livre ! Par ailleurs, il est estimé qu'un tiers des virus de plantes sont multipartites, c'est-à-dire que leur information génétique est divisée dans plusieurs segments génomiques, qui sont eux-mêmes encapsidés dans plusieurs virions. Les virus sont, par ailleurs, composés d'un génome protégé par une capside, qui est une structure protéique possédant une conformation géométrique propre à chaque virus. Elle peut être hélicoïdale, icosaédrique ou bien complexe. Certains virus dit « virus nus » se contentent de cette capside tandis que d'autres s'entourent d'une enveloppe lipoprotéique, appelée aussi péplos, qu'ils acquièrent au cours de leurs réplications au travers des membranes cellulaires (membrane plasmique, enveloppe nucléaire, appareil de Golgi, réticulum endoplasmique) ; on parle alors de « virus enveloppés ». Leur pouvoir infectieux reposant sur la présence de cette enveloppe, ces virus sont de nature plus fragile, car l'enveloppe est facilement dégradable en milieu extérieur. Concernant le génome viral, il peut être de nature ADN ou ARN, simple brin (sb) ou double brin (db), linéaire ou circulaire, unique ou segmenté ! Et ces caractéristiques influencent directement leur mode de réplication. Par exemple, les génomes à ARNsb (+) comme les coronavirus sont directement traduits en protéines une fois dans la cellule tandis que les génomes à ARNsb (-) ou ARNdb nécessitent la transcription d'un intermédiaire, qui servira de matrice à la traduction et à la réplication. Cette diversité des virus a servi de base aux grands principes de leur classification.

Virus, une classification controversée

La classification des virus a cependant été pendant longtemps source de controverses et de propositions variées en fonction des experts. En effet, les virologistes moléculaires utilisent des critères reposant sur la réplication virale, comme la classification proposée par David Baltimore[3], lauréat du prix Nobel de médecine en 1975. Les cliniciens, eux, se reportent aux symptômes d'une personne malade, alors que les évolutionnistes se réfèrent à l'origine des virus. Aujourd'hui, c'est le Comité international de taxonomie des virus (ICTV), qui est chargé de la classification taxonomique et de la nomenclature des virus. Cette classification repose sur l'histoire évolutive des virus retracée grâce aux analyses de séquences génomiques virales, la nature du génome (type d'acide nucléique, nombre de brins, polarité…), la structure de la capside et la présence d'une enveloppe, la stratégie d'expression du génome, le spectre d'hôtes et la pathogénicité. Elle est comparable à celle utilisée pour les êtres vivants, où les virus sont classés par :

- **Ordre :** suffixe *-virales*. Exemple : *Nidovirales* (ARNsb (+))
  - **Famille :** suffixe *-viridae*. Exemple : *Coronaviridae*
    - **Sous-famille :** suffixe *-virinae*. Exemple : *Coronavirinae*
      - **Genre :** suffixe *-virus*. Exemple : *Betacoronavirus*
        - **Espèce :** nom avec le suffixe virus. Exemple : SARS-CoV

En 2023, des scientifiques associés à l'ICTV ont publié un article pour définir les quatre grands principes pour une taxonomie universelle des virus[4]. La classification, selon l'histoire évolutive des virus, est celle qui a été retenue par le consensus de 45 experts et expertes de divers horizons.

Les *Nidovirales*, dont fait partie le SARS-CoV-2, sont des virus à ARN simple brin. Les virus à ARN sont sujets à un taux de mutation élevé au cours de leur réplication[5]. Ce taux important est notamment causé par l'absence de mécanisme de relecture et de correction par l'ARN polymérase virale, générant ainsi des « fautes de frappe » dans la séquence nucléotidique du génome viral. On estime qu'elle commet une erreur une fois tous les 1 000 à 10 000 nucléotides, soit un million de fois plus que pour les virus dépendants de l'ADN polymérase. Outre ces mutations modifiant « une seule lettre », des recombinaisons génomiques peuvent transformer drastiquement le génome viral. Pour reprendre l'homologie du livre, les recombinaisons peuvent revenir à changer un chapitre entier d'un livre par celui d'un autre. Ces mutations et recombinaisons fréquentes jouent un rôle central dans la formation de nouveaux variants génétiques et l'émergence d'une grande diversité virale. Ces nouveaux variants peuvent être plus ou moins virulents. Ils sont aussi impliqués, entre autres, dans les cas de franchissement de la barrière d'espèce et d'adaptation au nouvel hôte, mais aussi à la résistance à l'immunité naturelle antivirale, aux anticorps neutralisants ou aux médicaments antiviraux[6].

Le nom de la famille des *Coronaviridae* provient de la forme des virions observés en microscopie électronique, qui rappelle une couronne solaire (*tableau ci-contre*). La grande majorité des virus de cette famille fait partie de la sous-famille des *Ortho-coronavirinae*, dont les hôtes naturels principaux sont les chauves-souris et les oiseaux.

Il existe quatre genres : les *Alphacoronavirus*, notamment retrouvés chez les chauves-souris, les rongeurs, les carnivores et les humains (exemple : les virus du rhume commun HCoV-229E et HCoV-NL63) ; les *Betacoronavirus*, présents chez presque tous les mammifères, dont le SARS-CoV-2 ; les *Gammacoronavirus*, chez les oiseaux et mammifères marins ; et les *Deltacoronavirus*, qui infectent principalement les oiseaux et les porcs. Les *Coronaviridae* sont parmi les virus à ARN avec les plus grands génomes (environ 30 000 nucléotides).

Exemples de virus[7]

Acide nucléique	Capside virale	Nu ou enveloppé	Exemple		Hôtes
ADNdb	Icosaédrique	Nu	*Papillomavirus* humain (espèce) Diamètre: 60 nm	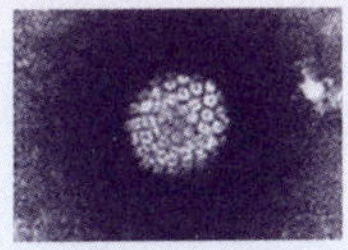 A	Humains
		Enveloppé	*Virus Herpes simplex* humain de type 1 (espèce) Diamètre: 150-200 nm	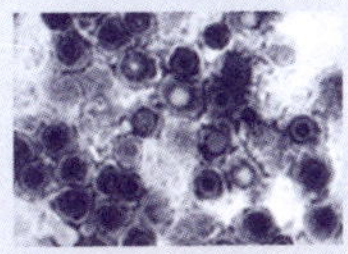 B	Humains
	Hélice	Enveloppé	*Pandoravirus salinus* (espèce) Longueur : 1000 nm Largeur : 500 nm	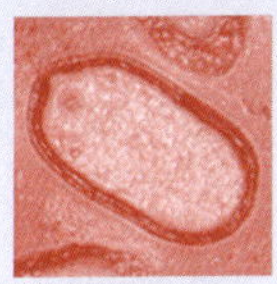 C	Amibes
	Complexe	Enveloppé	*Monkeypox* virus (espèce) Diamètre: 200-250 nm	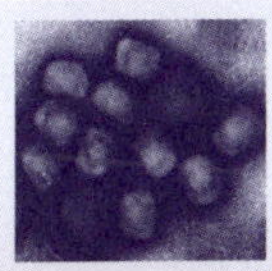 D	Rongeurs et possiblement primates dont les humains
ADNsb	Icosaédrique	Nu	*Parvovirus* (famille) Diamètre: 18-26 nm	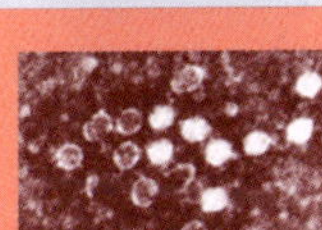 E	Humains, vertébrés, insectes
ARNdb	Icosaédrique	Nu	*Rotavirus* (genre) Diamètre: 80 nm	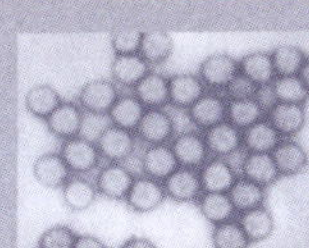 F	Humains, vertébrés
ARNsb(+)	Icosaédrique	Nu	Virus de l'hépatite A (espèce) Diamètre: 30 nm	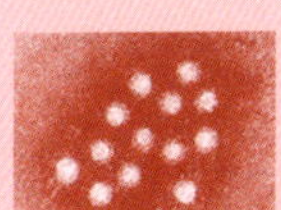 G	Humains, vertébrés
		Enveloppé	Virus de la dengue (espèce) Diamètre: 50 nm	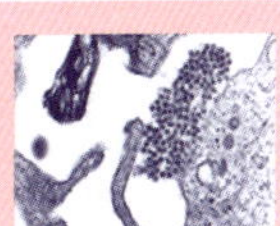 H	Humains, mammifères, arthropodes

ARNsb(+)	Hélice	Enveloppé	SARS coronavirus 2 (espèce) Diamètre: 120 nm	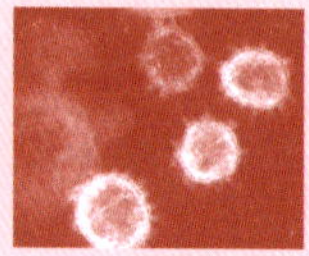 I	Humains, visons, grands singes, félins, chiens, chauves-souris, pangolins
ARNsb(-)	Hélice	Enveloppé	Virus Ebola (genre) Longueur: 970 nm Largeur: 80 nm	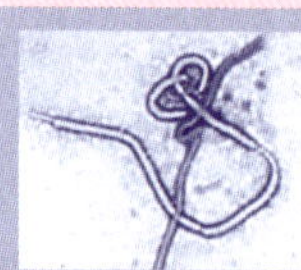 J	Humains, autres primates, chauves-souris
ARNdb-RT	Icosaédrique	Enveloppé	Virus de l'immuno-déficience humaine (VIH) (espèce) Diamètre: 100-110 nm	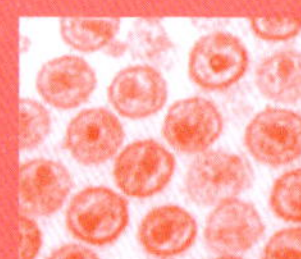 K	Humains
ADNdb-RT	Icosaédrique	Enveloppé	Virus de l'hépatite B (VHB) (espèce) Diamètre: 42 nm	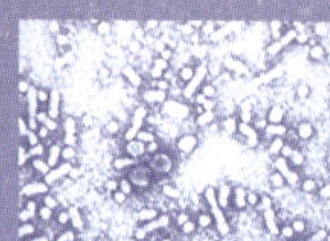 L	Humains, primates, oiseaux

Coronavirus infectant les humains: diversité et origines

Nom	Année d'identification	Genre	Hôte réservoir
HCoV-229E	1966	*Alphacoronavirus*	Chauves-souris
HCoV-OC43	1967	*Betacoronavirus*	Rongeurs (via bovins)
SARS-CoV(-1)	2003 (premiers cas en 2002)	*Betacoronavirus*	Chauves-souris (via civette, chiens viverrins)
HCoV-NL63	2004	*Alphacoronavirus*	Chauves-souris
HCoV-HKU1	2005	*Betacoronavirus*	Rongeurs
MERS-CoV	2012	*Betacoronavirus*	Chauves-souris (via camélidés)
SARS-CoV-2	2019	*Betacoronavirus*	Chauves-souris

SARS-CoV(-1), MERS-CoV et SARS-CoV-2 peuvent causer des infections respiratoires graves, parfois la mort. Les quatre autres (229E, OC43, NL63 et HKU1) provoquent des infections respiratoires relativement bénignes (rhumes) chez des hôtes immunocompétents.

Une brève histoire évolutive des pathogènes humains

SERGE MORAND

Directeur de recherche CNRS, laboratoire Health, Disease Ecology, Environment and Policy (HealthDEEP), CNRS, Faculty of Veterinary Technology - Kasetsart University, Faculty of Tropical Medicine-Mahidol University, Bangkok, Thaïlande

Soixante à quatre vingt pour cent des maladies des maladies infectieuses affectant les humains sont dues à des pathogènes ou parasites provenant d'autres animaux. Mais que signifie cette affirmation ? Quels sont ces animaux ? Quand, où et comment les humains ont-ils pu être en contact et infectés par ces agents pathogènes ? Enfin, cette connaissance permettra-t-elle de mieux prévenir l'émergence de nouvelles maladies ?

Pour répondre à ces questions, il faut parcourir une longue période de l'histoire évolutive de l'espèce humaine, depuis ses origines jusqu'à l'époque contemporaine. L'histoire des maladies infectieuses humaines est aussi et d'abord l'histoire de notre emprise sur la planète et sur ses habitants non humains.

Acquisition par descendance, codivergence ou transmission inter-espèces

Tout démarre en Afrique, berceau de l'évolution des hominidés. Plusieurs espèces du genre *Homo* sont ensuite sorties de ce continent pour explorer des territoires plus ou moins importants en Europe et en Asie. L'espèce humaine est la seule de son genre à avoir conquis l'ensemble de la planète en quelques dizaines de milliers d'années seulement. Les travaux conduits en paléontologie et en biologie moléculaire permettent d'imaginer le fardeau infectieux et parasitaire. Les recherches menées sur des parasites des humains actuels et sur nos plus proches cousins, les autres grands singes comme les chimpanzés et les gorilles, montrent que la plupart de ces parasites ont été acquis lors des événements de diversification et de spéciation de nos ancêtres communs.

Prenons l'exemple des virus *Herpes*. L'espèce humaine est infectée par le virus *Herpes simplex* de type 1 (HSV-1), transmis par contact de muqueuses buccales et qui donne le fameux « bouton de fièvre », et par le virus *Herpes simplex* de type 2 (HSV-2), sexuellement transmissible, à l'origine de l'herpès génital. À l'échelle mondiale, on estime que près de 4 milliards de personnes sont infectées par le HSV-1 et 500 millions par le HSV-2. Les analyses moléculaires suggèrent que le HSV-1 est issu d'une ancienne codivergence, ou cospéciation. L'ancêtre commun à l'espèce humaine et aux deux espèces de chimpanzés était en effet déjà infecté par un virus *Herpes* ancestral. Les chimpanzés et les humains, seuls descendants actuels de cette diversification, ont hérité de deux espèces de virus issues de la diversification de l'espèce ancestrale d'herpès : le virus *Herpes* du chimpanzé (ChHV) et le virus *Herpes simplex* de type 1 (HSV-1) de l'espèce humaine. Le virus HSV-2 proviendrait quant à lui d'un événement de transmission inter-espèces avec une espèce éteinte du genre Homo, il y a 1,6 million d'années.

Des centaines de milliers d'années d'évolution des espèces du genre *Homo* en Afrique et sur les autres continents ont ainsi permis à d'autres pathogènes ou parasites d'émerger chez les humains. Nombre d'entre eux sont associés au comportement de prédation de nos ancêtres et à l'intégration de notre espèce dans des cycles parasitaires « prédateur-proie », comme la toxoplasmose, par exemple, qui est due à un parasite unicellulaire dont les hôtes définitifs sont des félidés. La grande mobilité et les faibles densités de population de nos ancêtres suggèrent qu'ils n'ont été que peu confrontés à de véritables épidémies.

La révolution infectieuse

La révolution infectieuse s'est réellement produite avec la sédentarité de plus en plus importante des humains, associée au développement de l'agriculture, à l'augmentation des densités de population et surtout à la domestication d'espèces animales de plus en plus nombreuses. La domestication des plantes et l'élevage des animaux ont transformé la biosphère terrestre, modifiant le chemin de l'histoire humaine en permettant l'essor des civilisations agraires. La domestication des animaux a également fortement affecté la santé humaine en favorisant l'émergence et la propagation des zoonoses. Rappelons que le terme « zoonose » vient des mots grecs ζῷον (*zôon*), signifiant animal, et νόσος (*nosos*), signifiant maladie. Une zoonose est une maladie infectieuse ou parasitaire dont les agents microbiens ou parasitaires se transmettent naturellement entre les humains et les autres animaux.

Domestication et zoonoses

L'historien de l'environnement William McNeill a été le premier, en 1976, à suggérer une relation entre la domestication des animaux et le nombre de zoonoses et d'épidémies affectant les êtres humains. Les données archéologiques et génétiques, avec la datation et la localisation des aires de domestication des différentes espèces de mammifères et d'oiseaux, vont dans le sens de son hypothèse. Le chien est le premier mammifère à avoir été domestiqué, il y a au moins dix-sept mille ans, en Asie. Le lapin est, *a contrario*, l'espèce de mammifère qui a été domestiquée la plus tardivement, il y a deux mille ans à peine, dans la péninsule ibérique. En ce qui concerne les oiseaux, c'est le poulet qui a été la première espèce domestiquée, en Asie du Sud-Est, il y a huit mille ans, et le dindon la dernière espèce, il y a un peu moins de trois mille ans, en Amérique du Nord. Les données compilées sur les agents infectieux et parasitaires connus permettent de dresser un tableau précis des zoonoses partagées entre les humains et les animaux domestiques et d'en comprendre les origines. Ainsi, le virus de la rougeole a émergé à partir du virus de la peste bovine hébergé chez le bétail, il y a un plus de deux mille ans, à l'époque des premières civilisations agraires en Asie de l'Ouest. Les routes commerciales et des armées ont ensuite favorisé la propagation du virus vers la Méditerranée puis l'Europe, et vers l'Inde puis l'Asie de l'Est.

Les animaux domestiques, hôtes intermédiaires

Un lien a été établi entre le temps écoulé depuis chaque domestication animale et le nombre de maladies zoonotiques associées aux humains. Le chien partage davantage de maladies zoonotiques avec l'humain (domestiqué il y a plus de dix-sept mille ans) que le lapin, domestiqué il y a « seulement » deux mille cinq cents ans, mais aussi que les autres espèces comme le cochon (domestiqué il y a un peu plus de dix mille ans) ou le cheval (cinq mille ans). De la même façon, le poulet (domestiqué il y a neuf mille ans) présente plus de maladies zoonotiques en commun avec les humains que l'oie (cinq mille ans) ou que le dindon (trois mille ans). Les études montrent également le rôle de ces animaux domestiques comme hôtes intermédiaires créant des ponts épidémiologiques avec des animaux de la faune sauvage. Ainsi, le virus de la rage peut circuler chez les carnivores sauvages et se transmettre au chien, et inversement. Les animaux domestiques sont des réservoirs d'agents infectieux pour les humains et pour d'autres animaux. Ils sont également des hôtes intermédiaires pour des agents hébergés dans la faune sauvage.

Des centaines de milliers de virus et d'agents pathogènes encore inconnus

On estime à 1,7 million le nombre de virus encore inconnus circulant chez les mammifères et les oiseaux, dont 631 000 à 827 000 pouvant potentiellement infecter les humains. Ce nombre doit être mis en regard du nombre total de virus parfaitement caractérisés pour le moment (y compris les virus des plantes et des bactéries), qui est seulement d'un peu plus de 10 000 virus, selon le Comité international de nomenclature des virus (ICTV). Ces virus encore inconnus, avec d'autres agents à potentiel épidémique, sont hébergés chez des mammifères sauvages (principalement des rongeurs, chauves-souris et primates), des oiseaux sauvages (principalement aquatiques) et des animaux de rente et de compagnie (cochons, chameaux, volailles et chiens). Les primates, les rongeurs et les animaux domestiques ont un rôle central dans le partage des virus à ADN et ARN entre mammifères sauvages, domestiques et humains. Quant aux chauves-souris, leur rôle semble relativement récent pour le partage des virus à ARN.

Déclin de la faune sauvage et augmentation des maladies

Actuellement, l'accroissement de l'élevage est un facteur majeur de risque d'émergence et de circulation d'agents zoonotiques connus. En 1960, il y avait un peu moins de 1 milliard de bovins dans le monde ; leur nombre a dépassé

1,6 milliard en 2021. Le nombre de cochons est passé de 500 millions à 1,5 milliard, et celui des poulets de 5 milliards à plus de 30 milliards sur la même période. Aujourd'hui, le bétail a une biomasse supérieure à celle de l'ensemble des êtres humains, tandis que le nombre de volailles va bientôt dépasser le nombre d'oiseaux sauvages, estimé à 50 milliards d'individus en 2020. Il faut rappeler que le nombre total d'oiseaux sauvages était estimé entre 200 et 400 milliards d'individus en 1997, des chiffres qui illustrent le déclin dramatique de la faune avicole au cours des dernières décennies. Les épidémies récurrentes de virus influenza aviaire, comme le virus H5N1, avec des émergences régulières dans les élevages et des événements de mortalité de plus en plus fréquents et importants dans l'avifaune sauvage, nous alertent sur le rôle important de l'élevage pour la santé mondiale, et le risque croissant qu'il représente, avec les passages répétés de virus H5N1 chez les mammifères occasionnant des mortalités spectaculaires dans différentes populations de mammifères marins notamment.

Vers une écologie de la santé ?

L'emprise croissante de l'élevage sur la biosphère favorise les contacts épidémiologiques avec une faune sauvage dont les espaces se réduisent. L'histoire de la domestication animale nous enseigne l'importance de ces animaux en tant qu'hôtes intermédiaires et amplificateurs dans l'émergence de nouvelles maladies zoonotiques. De nombreux coronavirus humains ont des origines dans la faune sauvage, chez les chauves-souris ou les rongeurs, avec des hôtes intermédiaires dans la faune domestiques (suidés, bovidés, camélidés et chiens domestiques). En ce sens, les deux premières décennies du XXIe siècle sont remarquables, avec huit nouveaux coronavirus qui ont été découverts chez les humains et chez les animaux domestiques.

Comprendre les conditions qui favorisent l'émergence et la transmission de ces agents infectieux aux interfaces entre humains, faune domestique et sauvage et environnement est ainsi au cœur des recherches d'une discipline scientifique en plein essor, l'écologie de la santé.

> Le risque d'émergence de nouvelles maladies est accru dans les environnements modifiés et dominés par les humains.

Coronavirus chez les chauves-souris : historique, diversité, évolution et émergences

MERIADEG LE GOUIL

Maître de conférences, praticien hospitalier, service de virologie, CHU de Caen, laboratoire Dynamique microbienne associée aux infections urinaires et respiratoire (DynaMicURe), Inserm U1311, Université de Caen Normandie, Université de Rouen, France, membre de la Société française de microbiologie, de la Société française de virologie, de la Coordination chiroptère nationale (CCN) de la SFEPM

Les premiers coronavirus, tels le virus de la bronchite aviaire (IBV), le virus de l'hépatite murine (MHV) et le virus de la gastro-entérite porcine (TGEV), ont été isolés et décrits dans les années 1930, bien que ne portant pas encore ce nom devenu emblématique. D'autres coronavirus sont par la suite décrits chez les animaux d'élevage, puis chez l'humain (HCoV-OC43, HCoV-229E) à partir des années 1960. Toutefois, c'est avec l'émergence chez l'humain du SARS-CoV (coronavirus du syndrome respiratoire aigu sévère) en Asie en 2002 que l'attention de la communauté scientifique s'est plus directement portée sur les coronavirus infectant les chauves-souris. Depuis cet événement, la diversité taxinomique, l'évolution, la géographie et les interactions évolutives entre les coronavirus de chauves-souris et leurs hôtes sont un peu mieux connues. Plus récemment, les émergences du MERS-CoV dans la péninsule Arabique en 2012 et du SARS-CoV-2 dans le Sud de la Chine en 2019-2020 ont suscité un regain d'intérêt pour la diversité sauvage des coronavirus, et en particulier pour les coronavirus de chauves-souris.

Souvent très discrets et peu visibles, ces mammifères nocturnes et volants sont moins connus des humains que les rongeurs, plus facilement associés aux nuisances et épidémies majeures et donc aussi à la transmission de maladies infectieuses. Depuis l'épidémie de SARS-CoV et la découverte du lien épidémiologique entre l'humain, la civette palmiste masquée (*Paguma larvata*) et très probablement les chauves-souris rhinolophes, de nombreuses études ont porté sur la diversité des coronavirus infectant les chiroptères. Ces études ont révélé que les chauves-souris hébergent une grande diversité de coronavirus, dont une petite minorité est apparentée à des virus infectant l'espèce humaine ou d'autres espèces de mammifères.

Coronavirus: un groupe inconnu chez les chauves-souris avant l'émergence du SARS-CoV en 2002

Les coronavirus sont des virus possédant un génome simple brin d'ARN (et non d'ADN), infectant prioritairement et préférentiellement les cellules des muqueuses intestinales et respiratoires. Ce sont des virus de premier plan en médecine vétérinaire et humaine. La large distribution des récepteurs cellulaires qu'ils exploitent leur permet parfois de provoquer des syndromes neurologiques ou hépatiques. Avec 27 600 à 31 000 nucléotides, le génome des coronavirus compte parmi les plus grands génomes à ARN connus. La réplication et l'expression du génome sont complexes, encore mal connues et sont propres à la famille des *Coronaviridae* ou à l'ordre des *Nidovirales*.

Avant l'émergence du SARS-CoV de 2002 dans le Guandong (sud de la Chine), les coronavirus constituaient encore, du point de vue taxinomique, un genre de la famille des *Coronaviridae* dans l'ordre des *Nidovirales*, des virus enveloppés à ARN largement représentés chez les mammifères et les oiseaux. Ce groupe, qui n'allait pas demeurer très longtemps au rang de genre dans la classification virale, était divisé en trois sous-groupes sur la base de données sérologiques et génétiques. Le premier groupe, soit actuellement le genre *Alphacoronavirus*, n'était connu que chez les Carnivora, les Cetartiodactyla[8] et les primates ; le deuxième groupe, actuellement le genre *Betacoronavirus*, était décrit chez les oiseaux, les Cetartiodactyla, les Perissodactyla[9] et l'ordre des Rodentia ; alors que le troisième, actuel genre *Gammacoronavirus*, n'était décrit que chez les oiseaux. La diversité de ces virus était donc largement sous-estimée avant l'émergence du coronavirus du SRAS en 2002, et ce particulièrement chez les chiroptères, ordre chez lequel ces virus n'étaient pas encore connus.

Taxinomie contemporaine

La taxinomie actuelle virale fait de « coronavirus » un synonyme de la sous-famille des *Orthocoronavirinae*, qui regroupe une grande diversité de virus infectant les mammifères et les oiseaux et qui appartient à la famille des *Coronaviridae*. Quatre genres composent cette sous-famille : *Alphacoronavirus, Betacoronavirus, Deltacoronavirus*, et *Gammacoronavirus*, dont les deux premiers sont décrits de manière significative chez les chiroptères et dont les espèces de référence ou représentatives sont décrites ci-dessous. En effet, d'après les données actuelles, les chiroptères hébergent 9 des 15 sous-genres décrits dans le genre *Alphacoronavirus : Setracovirus* (*NL63-related bat coronavirus strain BtKYNL63-9a*), *Duvinacovirus* (*229E-related bat coronavirus BtKY229E-8*), *Myotacovirus* (*Myotis ricketti Alphacoronavirus Sax-2011*), *Rhinacovirus* (*Rhinolophus bat coronavirus HKU2*), *Colacovirus* (*Bat coronavirus CDPHE15*), *Pedacovirus* (*Scotophilus bat coronavirus 512*), *Decacovirus* (*Bat coronavirus HKU10*), *Minunacovirus* (*Miniopterus bat coronavirus 1*), *Nyctacovirus* (*Tylonycteris bat coronavirus HKU33*) et quatre des cinq sous-genres de Betacoronavirus : *Sarbecovirus* (*Severe acute respiratory syndrome-related coronavirus*), *Merbecovirus* (*Tylonycteris bat coronavirus HKU4*), *Nobecovirus* (*Rousettus bat coronavirus HKU9*) et *Hibecovirus* (*BatHp-betacoronavirus Zhejiang 2013* et *Hipposideros larvatus betacoronavirus tata*). *Embecovirus*, le dernier sous-genre de *Betacoronavirus* et groupe frère de *Nobecovirus*, constitue une exception chez les *Betacoronavirus* par son absence apparente chez les chiroptères. Ce sous-genre compte de nombreuses espèces virales chez les rongeurs, les équidés, les bovidés ainsi que deux coronavirus chez l'humain (le HCoV-OC43 et le HCoV-HKU1). Ces deux *Embecovirus* ont probablement émergé chez l'humain à la faveur du développement de l'élevage bovin pour l'OC43 et des contacts avec la faune péridomestique associée à l'élevage (rongeurs) pour l'HKU1. Toujours au sein de l'emblématique genre *Betacoronavirus*, le SARS-CoV et le SARS-CoV-2 appartiennent au sous-genre *Sarbecovirus* des *Betacoronavirus*, et sont tous deux issus d'un événement majeur de diversification du groupe. Les modèles phylogénétiques situent cette diversification dans les années 1960 à 1990 en Chine du Sud, une région qui a connu des bouleversements extrêmes de ses écosystèmes du fait du développement industriel et économique fulgurant du delta de la Rivière des Perles au cours des années 1980. En effet, tous les *Sarbecovirus* identifiés à ce jour en Europe et en Asie trouvent une origine phylogénétique commune dont la diversification est estimée à cette période.

Chronologie de l'émergence du SARS-CoV dans le sude de la Chine

À la suite des premières descriptions, à Hanoï, de syndromes respiratoires sévères par le Dr Carlos Urbani, en mars 2003, et de foyers simultanés dans des hôpitaux de Singapour, Hong Kong et Toronto (Canada), l'OMS a lancé une alerte mondiale. Cette réaction rapide a vraisemblablement sauvé de nombreuses vies, et la coordination de la réponse par cette institution internationale, sur les plans clinique, épidémiologique et de la recherche en laboratoire a conduit, dans la deuxième moitié du mois de mars 2003, à l'identification d'un coronavirus[10]. Plusieurs laboratoires ont confirmé l'étiologie de ce syndrome respiratoire émergent[11]. L'absence d'anticorps dans les populations humaines et le génome très différent et rapidement variable de ce nouveau coronavirus suggéraient une origine sauvage. Dans le Guangdong, un SARS-CoV – comportant cependant une délétion de 29 nucléotides – est détecté dans des élevages de petits carnivores Viverridae (dont *Paguma larvata*), animaux sauvages maintenus en captivité et vendus vivants sur des marchés et dans des restaurants[12]. Ces résultats, avec d'autres études, confirment le lien épidémiologique avec les petits carnivores sauvages élevés en captivité et avec les marchés et restaurants proposant ces animaux vivants.

Il faut attendre 2005 pour la première description de détection de coronavirus chez quelques espèces de chauves-souris, tout d'abord un *Alphacoronavirus* chez *Miniopterus pusillus* à Honk-kong et les premiers *Betacoronavirus*, apparentés au SARS-CoV en Chine continentale. En effet, la détection de plusieurs coronavirus apparentés au SARS-CoV et présentés comme « *SARS-like coronaviruses- SARS-L CoV* », est rapportée en Asie et ouvre la voie à la connaissance de la diversité des *Betacoronavirus* chez les rhinolophes. La diversité connue des Alphacoronavirus de chiroptères augmente également avec la découverte de plusieurs autres groupes chez les minioptères à Hong Kong (bat-CoV 1A, 1B, HKU7 et HKU8). Au cours des années suivantes, plusieurs études réalisées en Asie confirment que de nombreuses espèces de chiroptères hébergent une grande diversité de coronavirus. De même, de nouveaux *Alphacoronavirus* sont découverts chez *Myotis occultus* et *Eptesicus fuscus* en Amérique du Nord, et chez *Myotis spp.*, *Pipistrellus spp.* et *Nyctalus noctula* en Europe. La première détection de *Betacoronavirus* en Europe est réalisée chez *Pipistrellus pipistrellus* ; cependant, ce virus n'appartient pas au clade (groupe d'organismes, vivants ou ayant vécu, comprenant un organisme particulier et la totalité de ses descendants) du SARS-CoV, mais à son groupe-frère, *Merbecovirus*[13], qui sera nommé ainsi quelques années plus tard. D'autres *Betacoronavirus*, cette fois apparentés au SARS-CoV (sous-genre des *Sarbecovirus*) sont également décrits en Europe et en Afrique. Les *Betacoronavirus* les plus proches du SARS-CoV seront plus tard inclus dans le sous-genre *Sarbecovirus*. La diversité connue augmente progressivement, au fur et à mesure des publications, et une étude réalisée en Europe de l'Ouest, se basant sur un échantillonnage de plus de 1500 individus chez 26 espèces, dénombre 10 espèces d'*Alphacoronavirus* chez 9 espèces de chauves-souris (*Myotis spp.*, *Rhinolophus spp.* et *Miniopterus spp.*), ce qui permet de doubler le nombre d'*Alphacoronavirus* connus en Europe[14]. Ces *Alphacoronavirus* découverts en France sont apparentés à ceux d'Asie et d'Europe, et un *Betacoronavirus* proche du SARS-CoV est également détecté chez les rhinolophes en France et en Espagne. Ces relations phylogénétiques entre des coronavirus qui circulent chez des espèces éloignées à la fois sur les plans géographique, écologique et phylogénétique montrent que les coronavirus entretiennent une coévolution ancienne avec leurs hôtes chiroptères, potentiellement aussi ancienne que l'origine de ce groupe mammalien. De plus, les analyses génétiques indiquent que ces coronavirus diffusent relativement vite au sein d'une même espèce, partis de l'Ouest de la France, ils atteignent le Nord de l'Espagne ou l'Allemagne en quelques mois, probablement à la faveur des mouvements saisonniers de dispersion et de regroupement de leurs hôtes chiroptères.

Cependant, malgré la parenté significative de certains *Betacoronavirus* avec le virus du SARS-CoV, aucun coronavirus de chauve-souris ne comporte une séquence codante pour la protéine S, et en particulier le site de fixation au récepteur, dans la sous-unité S2, suffisamment identique à celui du SARS-CoV humain pour accréditer l'hypothèse d'un passage direct de la chauve-souris à l'humain. L'absence de ce lien direct combinée aux mécanismes d'évolution des coronavirus et à la variabilité de ce fragment clé du génome des SARS-CoV humains et des SARS-CoV de civette palmiste masquée (*Paguma larvata*) disponibles autorise plusieurs hypothèses, dont celle très probable de l'implication de cet animal comme hôte intermédiaire. En effet, bien que jamais détectée chez les civettes sauvages, la diversité importante des SARS-CoV décrite dans les élevages de cet animal, en l'absence de symptômes, suggère une forte susceptibilité[15] et une faible sensibilité[16] de cette espèce, l'existence d'une circulation prolongée, pauci-symptomatique[17] et productive, qui aurait pu favoriser contacts et transmissions humaines. C'est cette capacité des élevages de petits carnivores[18] à héberger une circulation prolongée du SARS-CoV et la diffusion des civettes infectées via les marchés et restaurants, qui ont permis l'infection de citadins n'ayant encore jamais rencontré le virus ou de virus proches[19]. Bien que l'implication des élevages de civettes dans l'émergence du SARS-CoV soit donc très probable, l'origine biologique des *Sarbecovirus* est indéniablement liée aux chauves-souris rhinolophes du fait de la longue coévolution qu'elles entretiennent avec ces virus. En effet, en Asie du Sud-Est, les chauves-souris de la famille *Hipposideridae*, groupe frère des Rhinolophidae, hébergent également un coronavirus proche et forment, avec une autre espèce d'Australie, un modèle de coévolution virus/hôte, dont il existe plusieurs exemples chez les *Alphacoronavirus* et *Betacoronavirus* de chiroptères. À l'échelle d'un groupe relativement restreint, l'existence de *Betacoronavirus* partageant un ancêtre commun et assez différents chez des espèces hôtes apparentées et aux origines géographiques relativement distantes (Asie, Océanie), suggère une histoire et une coévolution ancienne entre ces chauves-souris et ces *Betacoronavirus Sarbecovirus*.

À ce stade, en 2010, l'absence d'un *Betacoronavirus* de chauve-souris contenant un site de fixation au récepteur ACE2[20], décrit pour le SARS-CoV humain, peut constituer un obstacle à la confirmation d'un modèle simpliste d'émergence impliquant la transmission directe de la chauve-souris à l'humain. Il faut attendre dix ans après l'émergence du SARS-CoV pour qu'une équipe chinoise du Wuhan Institute of Virology publie la description et l'isolement d'un *Betacoronavirus Sarbecovirus* de rhinolophe, le plus proche connu du SARS-CoV et surtout comportant une protéine S capable d'exploiter le récepteur humain ACE2[21].

Écologie, évolution et passage de la barrière d'espèce des coronavirus de chauves-souris

Les coronavirus : des virus de chauves-souris ?

Les chauves-souris composent l'ordre des Chiroptera, le deuxième ordre de mammifères le plus diversifié après les rongeurs, avec plus de 1 460 espèces actuelles réparties sur les six continents (l'Antarctique et certaines îles isolées du Pacifique sont les seules régions/zones où elles sont absentes). Cette diversité taxinomique exceptionnelle s'accompagne de traits écologiques variés, tant pour les régimes alimentaires (*e.g.* carnivore, frugivore, hématophage, insectivore, nectarivore, selon les espèces) que pour les comportements et traits physiologiques associés à l'adaptation au climat et aux conditions de vie (migration, torpeur, socialité). La diversité des espèces de chauves-souris est maximale dans les régions équatoriales, plus particulièrement dans les forêts tropicales, et décroît graduellement vers les latitudes plus élevées. La disponibilité et la prise en compte des données génétiques a fortement contribué à la redécouverte des chiroptères, à la description plus exacte des liens phylogénétiques entre les familles et les sous-ordres, et donc à l'établissement d'une classification fiable. L'âge minimal du groupe des chiroptères est de 64 millions d'années. Les plus anciens fossiles connus (dont *Onychonycteris finneyi*, 52 millions d'années) attestent de l'existence d'au moins 3 familles et 13 espèces durant l'Éocène en Amérique du Nord, en Europe et en Australie, ce qui témoigne d'une diversification de ce groupe déjà avancée à cette période (huit millions d'années après l'extinction des dinosaures). Ces espèces fossiles présentent des caractères intermédiaires entre les chiroptères actuels et les mammifères non volants, sont arboricoles et sont déjà capables de voler. L'utilisation de niches écologiques aériennes et nocturnes, peut-être laissées relativement libres par les oiseaux, émergés plus tôt mais qui auraient d'abord colonisé les niches écologiques aériennes et principalement diurnes, aurait contribué à la diversification du groupe et à la sélection d'une écholocation très performante pour l'orientation et la chasse des insectes, très abondants à cette période. Cette diversité écologique et l'ancienneté de cette diversification, qui a favorisé la coévolution avec les coronavirus, expliquent en grande partie le grand nombre de coronavirus détectés chez les chiroptères. En effet, plus de 8 300 séquences de coronavirus ont été détectées chez les chauves-souris, soit plus de 40 % des séquences de virus de chauve-souris disponibles dans les bases de données génétiques comme GenBank[22] et ZOVER[23]. La base de données datacov[24], qui recense 110 études publiées sur les coronavirus de chiroptères durant la période 2005-2020, compte 5 167 positifs (5,76 %) sur 89 755 prélèvements effectués entre 1996 et 2018. La Chine représente la moitié de ces effectifs, et ces chiffres montrent l'intérêt considérable pour la recherche de coronavirus de chiroptères, qui a contribué à l'idée sans doute trop souvent entretenue selon laquelle les chauves-souris hébergeraient plus de virus zoonotiques[25] que les autres espèces et constitueraient de ce fait une menace pour la santé publique.

Les chauves-souris, des hôtes particuliers ?

Malgré des connaissances encore lacunaires en comparaison de la diversité du groupe, les quelques espèces de chiroptères pour lesquelles on dispose de données génétiques et expérimentales précises présentent des particularités physiologiques (en comparaison aux autres ordres de mammifères) héritées de leur histoire évolutive ancienne et qui ont impacté leur interaction avec les virus. En effet, l'acquisition du vol, très coûteux en énergie, nécessite un métabolisme élevé (deux à trois fois plus élevé que celui des autres mammifères).

Malgré ce métabolisme élevé pour leur petite stature (une exception chez les mammifères) les chauves-souris vivent entre deux et cinq fois plus longtemps que les mammifères non volants de masse corporelle similaire. Le métabolisme élevé nécessaire au vol engendre une forte exposition des cellules de tout l'organisme au stress oxydatif et à l'inflammation, ce qui a conduit, au cours de l'évolution, à la sélection de mécanismes physiologiques de compensation, de contrôle de l'oxydation cellulaire, de l'inflammation et de réparation des tissus. Certains de ces mécanismes cellulaires, favorisés par l'apparition du vol, sont également impliqués dans le contrôle immunitaire inné et font des chauves-souris des mammifères exceptionnels du point de vue de la tolérance à certaines infections via le contrôle des effets délétères de l'inflammation sur leur organisme tout en limitant l'infection par une modulation plus efficace des voies de régulation des interférons de type 1. Chez l'humain, l'expression d'interférons est constitutivement faible et est fortement stimulée par l'infection virale, avec des effets toxiques sur les cellules et tissus concernés (apoptose, réaction hyper-inflammatoire). Chaque espèce de mammifère possède un répertoire de gènes stimulant l'expression d'interférons (*Interferon Stimulating Genes*, ISG) diversifié et qui lui est propre. Cependant, à la différence des autres mammifères, les chauves-souris frugivores *Pteropus alecto* et *P. vampyrus*, et d'autres espèces insectivores (*Myotis lucifugus*, *M. daubentauni*), expriment continuellement des niveaux élevés d'interférons permettant de contrôler l'infection sans délai, de répondre plus rapidement en cas d'infection et de revenir plus rapidement à l'état basal. De plus, plusieurs espèces de chiroptères possèdent des répertoires d'interférons différents et des mécanismes de contrôle plus efficaces via IRF3 et IRF7, limitant la production de cytokines pro-inflammatoires. D'autres gènes impliqués dans la réponse antivirale ou le contrôle de l'inflammation, tels que NLRP3, AIM2, RNASEL, Mx et APOBEC3 ou STING ont subi des pressions de sélection ou montrent un fonctionnement particulier chez plusieurs espèces de chiroptères. L'acquisition du vol aurait donc eu un impact indirect et majeur sur la relation hôte/virus, du fait de la régulation fine des mécanismes immunitaires cellulaires que son développement aurait contribué à sélectionner. Les coronavirus ont bénéficié à la fois de l'extraordinaire diversité d'espèce des chiroptères, de leur écoéthologie et de leurs singularités métaboliques et immunitaires pour évoluer, se diversifier au sein de ce groupe et établir une relation durable dont le résultat est la grande diversité actuelle des coronavirus.

Évolution et émergence des coronavirus de chauves-souris

Certaines études prétendent que les chauves-souris sont « spéciales » par le nombre de virus qu'elles hébergent – notamment par comparaison avec les rongeurs – et ont une probabilité plus importante d'être infectées par un virus qui est aussi capable d'infecter l'humain. Cependant, une analyse comparée et pondérée prenant en compte l'ensemble des paramètres écologiques et les biais de méthodes montre que le nombre de virus zoonotiques par espèce est comparable dans tous les groupes de mammifères et d'oiseaux et que, rapporté au nombre d'espèces, les chauves-souris n'hébergent pas plus de virus zoonotiques qu'un autre groupe de taille et de diversité spécifiques comparables[26]. Il est possible de résumer simplement de la manière suivante : plus un groupe animal comporte d'espèces, plus il héberge de virus différents et donc plus la probabilité de voir émerger un virus zoonotique de ce groupe hôte est importante. Cependant, cette probabilité zoonotique ne dépend pas significativement et uniquement de l'espèce. Le potentiel zoonotique de ces virus dépend du contexte dans lequel l'espèce évolue et des autres espèces avec lesquelles elle interagit. De plus, les particularités spécifiques des chauves-souris sont encore peu connues. En effet, on dispose de données génétiques, immunologiques et écologiques précises chez seulement quelques espèces de chauves-souris, et de grandes différences sont déjà notables en termes de génétique ou d'expression immunitaire et d'espérance de vie, par exemple. Même si des points communs existent, les chauves-souris ne peuvent pas être considérées comme un groupe homogène, et les études doivent être menées avec des modèles représentant plus fidèlement la diversité et la complexité des espèces et des systèmes naturels. Le tiers seulement de la diversité mondiale des chiroptères (soit un peu plus de 543 espèces sur les plus de 1435 actuellement décrites) a été détecté positif aux coronavirus, et la plupart des espèces réputées négatives à ce stade ont été largement sous-échantillonnées. Il est donc très probable que la diversité réelle des coronavirus de chauves-souris soit soit actuellement sous-estimée et que chaque espèce soit l'hôte d'un ou plusieurs coronavirus. Cette diversité ne les rend pas pour autant plus dangereuses pour les autres espèces, mais elle augmente théoriquement la probabilité que chaque virus exploite un contexte écologique plus favorable à l'émergence et peut-être à la zoonose. De plus, l'appréciation de la diversité des virus en général et des coronavirus en particulier se base souvent sur la compilation d'études ponctuelles, rapportant le plus généralement des données génétiques fragmentaires, réalisées dans des contextes et avec des méthodologies différentes, sur des périodes temporelles relativement courtes.

Or, les virus à ARN ont un taux d'évolution rapide et dépendant du contexte de leur circulation. Leur étude en milieu naturel, avec une fréquence d'échantillonnage élevée et sur des longues périodes, permet donc de mieux comprendre les effets de l'environnement et de l'écoéthologie des hôtes sur leur évolution et la transmission inter-espèces, préalable à l'émergence. Les taux d'évolution génomique moyens sont semblables chez la plupart des coronavirus circulant sous forme épidémique chez l'humain (*e.g.* HCoV-OC43, HCoV-NL63, HCoV-229E) ou l'animal d'élevage (*e.g.* BCoV, ECoV, IBV, MHV) avec des variations liées au contexte épidémique (contexte d'émergence récente, saisonnalité, intensité de circulation). En revanche, il existe peu de données sur les taux d'évolution des coronavirus dans le milieu sauvage. Les échantillonnages itératifs de colonie de chauves-souris rhinolophes, réalisés durant les suivis de long terme (neuf ans), montrent que les taux d'évolution des *Betacoronavirus Sarbecovirus* ou de différents *Alphacoronavirus* sont variables dans le temps. Ces valeurs relativement élevées et variables témoignent de la capacité des coronavirus à répondre par leur dynamique d'évolution aux contraintes plus intenses et changeantes, en fonction des cycles écologiques et des particularités physiologiques et immunologiques des espèces de chauves-souris.

De plus, le taux moyen d'évolution n'est qu'une mesure incomplète de la dynamique d'évolution fonctionnelle des coronavirus. En effet, on retrouve toujours une grande hétérogénéité du taux d'évolution sur le génome en fonction des gènes et de leurs sous-unités codantes pour des protéines ou des sous-domaines protéiques. Certains sites sont invariables et certains sous-domaines sont peu variables alors que d'autres sont hypervariables. Ces différences sont souvent corrélées à la fonction codante (séquences d'ARN traduites en protéines), aux implications sur la structure et sur les interactions des protéines des sites ou sous-domaines concernés et donc aux pressions de sélection différentielles qui les affectent. Les *Sarbecovirus* de rhinolophes n'échappent pas à la règle générale selon laquelle les sous-domaines protéiques sont souvent impliqués dans des étapes indispensables du cycle viral. Par exemple, la conformation de la nucléoprotéine N détermine son interaction avec l'ARN génomique et est indispensable à l'encapsidation du génome pour la formation du complexe ribonucléoprotéique de la particule virale mature et infectieuse. Cette étape clé du cycle viral nécessite l'interaction spécifique de sous-domaines de la protéine N avec des structures secondaires spécifiques du génome viral et conduit à la sélection purifiante et à la quasi-absence de variabilité sur les sites codants concernés. Le site de liaison au récepteur cellulaire (RBD), qui conditionne la reconnaissance du récepteur et l'adsorption à la cellule de l'hôte, ou les sous-domaines de la RdRp (ARN polymérase ARN dépendante) constituent d'autres exemples de sites peu variables, car sous pression de sélection purifiante du fait de leur fonction spécifique et cruciale pour le cycle viral. Cependant, chez les *Sarbecovirus* de rhinolophes notamment, certains sous-domaines de l'environnement du RBD, et les sous-unités S1 et S2 montrent des taux d'évolution très élevés. Cette évolution rapide est souvent corrélée à l'exposition spatiale des sous-domaines qui augmente leur disponibilité et affinité pour les anticorps de l'hôte. La forte pression de sélection diversifiante observée est probablement attribuable à des mécanismes d'échappement immunitaire qui affectent ces sites antigéniques. De même, chez les *Sarbecovirus* de rhinolophes, d'autres sous-domaines variables ont été identifiés dans l'ORF 1a, dont des sous-unités sont impliquées dans le complexe de réplication du génome viral et donc encodant des structures et fonctions essentielles théoriquement peu variables. Ce paradoxe pourrait s'expliquer par les rôles multiples joués par certaines protéines de ce complexe et leur possible participation au contrôle de l'immunité innée et du cycle cellulaire, fonctions sélectionnées pour une meilleure exploitation de la cellule hôte au profit de la reproduction virale et de la dissémination des coronavirus. En effet, la taille exceptionnelle du génome des coronavirus et particulièrement des régions dédiées à la réplication a souvent été interprétée comme un présage de la complexité des coronavirus qui reste encore à élucider. Les fonctions exceptionnelles de correction d'erreur et de régulation de la réplicase, par exemple, essentielles pour acquérir et conserver (répliquer et transmettre) un génome ARN de cette taille permettant d'assurer la survie dans des conditions très variables, pourraient résulter d'une longue coévolution avec des espèces diversifiées et tout aussi exceptionnelles, telles que les chauves-souris.

En effet, les variations temporelles du taux d'évolution des coronavirus chez les espèces de chauves-souris étudiées sont également associées à des dynamiques de prévalences variables au cours des saisons. Nos études en cours montrent que ces équilibres évolutifs coronavirus/chauves-souris sont cycliques et que les variations du taux d'évolution sont en corrélation avec les variations de prévalence, elles-mêmes conditionnées par l'écoéthologie des chauves-souris tributaires de la disponibilité des gîtes, de l'abondance des ressources alimentaires, des cycles reproducteurs, sous contrôle de la saisonnalité, du climat et des aléas naturels ou provoqués. La survie et le succès évolutif des coronavirus est donc lié aux fonctions sélectionnées durant leur longue histoire évolutive avec leurs hôtes, assemblées dans des génomes portant les caractéristiques propres à ces virus, et capables de répondre aux interactions complexes à plusieurs échelles, depuis les conditions climatiques et leurs effets sur les hôtes jusqu'à l'immunité cellulaire.

L'ensemble de ces caractéristiques complexes des coronavirus, combinées aux particularités des chiroptères, expliquent en partie le succès évolutif de ces virus et leur potentiel d'émergence. Cependant, le contexte reste un élément déclencheur puisque l'infection d'une nouvelle espèce hôte nécessite d'abord des opportunités écologiques (rencontres inter-espèces répétées), préalable à l'émergence dans une nouvelle espèce. La majorité des émergences de coronavirus connues chez l'humain (et/ou les animaux domestiques, notamment pour le SADS-CoV) est due à des coronavirus phylogénétiquement apparentés, plus ou moins directement et plus ou moins récemment, à des coronavirus circulant chez certaines espèces de chauves-souris (HCoV-NL63, HCoV-229E, SARS-CoV, SARS-CoV-2, MERS-CoV et SADS-CoV). Les deux autres auraient pour origine plus ou moins lointaine des coronavirus qui circulent chez les rongeurs, avec un intermédiaire bovin ou inconnu (respectivement HCoV-OC43 et HCoV-HKU1).

Focus sur quatre coronavirus

● **SARS-CoV – 2002**

Parmi la vingtaine de coronavirus apparentés au SARS-CoV identifiés chez les chiroptères, l'identité nucléotidique globale entre les génomes complets des plus proches *Betacoronavirus Sarbecovirus* (SARSr-CoV) détectés chez trois espèces (*Rhinolophus sinicus, R. ferrumequinum* et *A. stoliczkanus*) et les virus SARS-CoV détectés chez les civettes élevées et l'humain sont de 93,2 % à 95,4 %. Les différences les plus notables concernent la protéine S du virus qui comporte le site de liaison au récepteur (RBD), dont on a vu l'importance pour le spectre d'hôte des coronavirus. Seulement deux virus, identifiés chez *Rhinolophus sinicus*, le SL-CoV RsSHC014 et Rs3367, possèdent un RBD respectivement à 85 % et 96 % d'identité protéique avec celui du SARS-CoV humain. Cette ressemblance leur permet d'exploiter le récepteur ACE2, avec une affinité suffisante pour infecter des cellules humaines, simiennes ou porcines en culture. Le SL-CoV Rs3367 a été isolé sur cellules VeroE6 (cellules simiennes) et la souche obtenue, nommée SL-CoV WIV1 (99,9 % d'identité nucléotidique avec le virus SL-CoV Rs3367, soit 30 nucléotides de différence) possède une séquence de S capable d'utiliser comme récepteur l'ACE2 humain et celui de la civette (*Paguma larvata*), avec toutefois une affinité moins importante pour ces récepteurs que la S du SARS-CoV humain. Si l'on compare les plus proches, SL-CoV de *Rhinolophus sinicus* avec le SARS-CoV humain, une identité nucléotidique de 95,4 % correspond à 4,6 % de nucléotides différents, soit 1 369 nucléotides différents sur un génome de 29 760 nucléotides d'ARN (génome de SARS-CoV GZ02 pris en référence). Or, d'après les données de suivi les plus précises disponibles, obtenues lors de suivis de colonies de rhinolophes durant neuf ans en France, le taux d'évolution global moyen des *Sarbecovirus* chez *Rhinolophus ferrumequinum* est en moyenne de 52 mutations par an. Si l'on fait l'hypothèse que ces taux d'évolution sont comparables chez les rhinolophes asiatiques, et qu'on les rapporte aux 1 369 nucléotides différents entre les SARSr-CoV les plus proches connus (SL-CoV Rs3367) et le SARS-CoV humain (GZ02) ou de civette (SZ3), et que l'on calcule l'équivalent en temps d'évolution nécessaire pour obtenir cette différence au rythme connu pour les *Sarbecovirus* de rhinolophes, on obtient un temps minimal théorique de séparation entre les SL-CoV de rhinolophes les plus proches connus et les SARS-CoV humains de 1 369/52 = 26 ans, soit une date absolue de l'origine du SARS-CoV humain chez les rhinolophes la plus probable en 1976. Ces dates obtenues grâce au taux d'évolution (en application du principe de l'horloge moléculaire) des *Sarbecovirus* de rhinolophes sont en accord avec les modèles phylodynamiques prenant en compte l'ensemble de la diversité connue des *Sarbecovirus* et des coronavirus proches. L'hypothèse de l'émergence du SARS-CoV avec pour origine une lignée de *Sarbecovirus* circulant chez les rhinolophes et par l'intermédiaire de la civette *Paguma larvata* élevée et vendue vivante sur les marchés est donc très crédible. De plus, les dates (1970-1980) de diversification des *Sarbecovirus* et

d'apparition des nouvelles lignées chez les rhinolophes obtenus par les modèles phylodynamiques coïncident avec une période de développement économique fulgurant (Shenzen, créée en 1979, abrite 12 millions d'habitants en 2021) et des bouleversements écosystémiques de la région du delta de la Rivière de Perles, dans le Guangdong (province du Sud de la Chine) épicentre probable des émergences du SARS-CoV de 2002 et du SARS-CoV2 de 2019. Les profondes modifications écosystémiques et les perturbations des populations de rhinolophes de la région auraient pu favoriser les probabilités d'interaction avec des civettes, dont l'élevage a été en forte augmentation durant les années précédant l'émergence du SARS-CoV, chez l'humain.

• SARS-CoV-2 – 2019

La similarité des circonstances et des espèces impliquées (*Betacoronavirus Sarbecovirus* infectant principalement des rhinolophes et des petits carnivores élevés et vendus sur les marchés) dans dans les deux évènements connus d'émergence récentes de *Betacoronavirus Sarbecovirus* (SARS-CoV de 2002 et SARS-CoV2 de 2019), est particulièrement troublante et pose au minimum des questions sur la prise en compte des signaux d'alerte et sur les leçons tirées de l'émergence du SARS-CoV de 2002. En effet, dans les deux cas, les petits carnivores sauvages Viverridae ou Mustelidae (civettes, visons) sont à la fois prédateurs occasionnels de chiroptères, particulièrement susceptibles au coronavirus, prélevés dans le milieu naturel, élevés en forte densité et en grand nombre par l'industrie de la viande et de la fourrure et proposés à la vente, vivants ou fraîchement tués sur les marchés. Au-delà de ce constat, la transmission de l'animal sauvage à l'humain n'a pas été documentée avant l'épidémie humaine, et aucun réservoir animal n'a été clairement identifié. Le SARS-CoV-2 peut infecter plusieurs espèces de carnivores (chiens, chats, lions, tigres, léopards, pumas, couguars, visons, furets) et d'autres mammifères (hamsters, lapins, grands singes et cervidés). Les hôtes carnivores montrent cependant le plus souvent une faible excrétion et donc une absence de capacité de transmission du virus, à la notable exception des visons, qui sont à la fois particulièrement susceptibles, massivement élevés pour la fourrure (les productions nationales annuelles peuvent se compter en millions d'individus) sur plusieurs continents, y compris en Chine, et qui peuvent transmettre le SARS-CoV2 à l'humain[27]. Dans les rares élevages infectés qui ont pu être suffisamment étudiés (par exemple aux Pays-Bas), des signes cliniques sévères sont parfois observés et la mortalité mensuelle peut atteindre 2,4 % contre 0,6 % en temps normal, alors que les jeunes ne semblent pas affectés. Ces élevages de petits carnivores constituent donc un excellent milieu de circulation et d'évolution pour le SARS-CoV-2, avec un risque important de transmission à l'humain. Ces éléments épidémiologiques rappellent fortement l'histoire du SARS-CoV de 2002 et renforcent l'hypothèse d'une émergence du SARS-CoV2 via un hôte intermédiaire élevé. De plus, l'organisation génomique du SARS-CoV-2 est très proche de celle des SARSr-CoV

décrits chez de nombreuses espèces de chauves-souris rhinolophes. Les SARSr-CoV les plus proches décrits chez les rhinolophes asiatiques ou le pangolin montrent un site de reconnaissance du récepteur cellulaire (RBD, porté par la protéine S) à 97 % identique en acides aminés à celui du SARS-CoV-2. De nombreux SARSr-CoVS sont capables d'exploiter l'ACE2 humain comme récepteur, quoiqu'avec une moindre affinité que le SARS-CoV2 humain. Malgré ces ressemblances, le potentiel site de clivage de la furine du SARS-CoV2, situé dans la protéine S, à la jonction des sous-unités S1 et S2, n'a encore jamais été observé dans aucun autre SARSr-CoV. Cette insertion unique d'un court motif d'acides aminés (PRRA) dans la protéine S du SARS-CoV-2 permettrait un clivage protéolytique qui entraînerait une amélioration de la fusion intercellulaire, avec pour conséquence une diffusion plus rapide du virus dans les tissus, avec une production virale, une transmissibilité et une pathogenèse exacerbées. Le caractère nouveau et unique de cette particularité du SARS-CoV-2 par rapport aux autres coronavirus a suscité des interrogations dans la communauté scientifique et le public. Faute de description d'un site comparable chez les SARSr-CoV sauvages, et du fait de sa présence déjà établie dans les deux premières lignées de SARS-CoV-2 décrites chez l'humain dès le tout début de l'épidémie, les hypothèses envisageables sont : 1) la présence du site de clivage chez le *Sarbecovirus* de l'hôte sauvage d'origine encore non identifié, ou 2) une acquisition à la faveur d'une circulation intensive chez un hôte intermédiaire, comme les petits carnivores élevés (civette ou vison), avant son émergence chez l'humain, facilitée par l'apparition de ce site de clivage à la furine.

●SADS-CoV – 2016

L'émergence du SADS-CoV (*Swine Acute Diarrhoea Syndrome CoronaVirus*) en 2016 et 2017 dans les élevages du Guangdong, dans le Sud de la Chine, porte à six le nombre de coronavirus infectant les porcs[28]. Les données sérologiques chez les éleveurs semblent réfuter un éventuel passage à l'humain dans ces conditions pourtant favorables. Un lien phylogénétique et épidémiologique est établi avec des coronavirus décrits en 2006 chez la chauve-souris rhinolophe *Rhinolophus sinicus*. Cette fois, il s'agit d'un *Alphacoronavirus Rhinacovirus*, le *Rhinolophus bat coronavirus* HKU2[29], dont la lignée est très diversifiée chez les rhinolophes ou avec un spectre d'hôtes très large. En effet, sur la base de données génétiques fragmentaires, le RhBatCoV HKU2 ou des *Alphacoronavirus* apparentés, nommés SADSr-CoV (*SADS related coronaviruses*) ont été détectés en Chine et plus largement en Asie chez plusieurs espèces dont *Rhinolphus sinicus, R. pusillus, R. rex, R. philippinensis, R. ferrumequinum, R. shameli, Miniopterus fuliginosus, Hipposideros armiger, H. pratti*. Malheureusement, tous les génomes de ces virus ne sont pas disponibles et les descriptions de ce groupe sont relativement rares dans la littérature, ce qui complique l'interprétation. Cependant, le lien avec les *Alphacoronavirus* de rhinolophe détectés dans des grottes distantes de 50 à 100 kilomètres

des élevages positifs est difficilement contestable. En effet, l'identité est de 96 à plus de 98 % entre les génomes de certains SADS-CoV des élevages porcins et les SADSr-CoV de chauves-souris prélevées dans le Guangdong de 2013 à 2016. Le SADSr-CoV 162140 montre une identité génomique de 98,93 % avec un SADS-CoV de 2018 et une séquence de protéine S montre plus de 98,48 % d'identité avec un SADS-CoV de 2016. Étrangement, les SADSr-CoV partagent avec le SADS-CoV la protéine S la plus courte connue chez les coronavirus (1168 acides aminés) ainsi qu'une ORF7b, que possèdent seulement deux autres SADSr-CoV parmi les plus proches. Ces particularités génomiques, associées aux signaux de recombinaisons détectés dans les génomes et aux analyses phylogénétiques, montrent une dynamique évolutive très active de ces *Alphacoronavirus* chez les rhinolophes et suggèrent donc que le virus qui a émergé dans les élevages porcins est issu d'une évolution complexe impliquant plusieurs étapes de recombinaison entre virus sauvages. Une fois qu'il a émergé chez les porcs en 2016, le SADS-CoV a provoqué d'importants dégâts dans l'industrie porcine chinoise jusqu'en 2019, année où il a semblé disparaître. Aucun cas n'a ensuite été détecté au cours d'un programme de surveillance initié en 2019, jusqu'en 2021 lorsqu'un élevage du Guangxi rapporte une épidémie de « diarrhée porcine fatale », durant laquelle plus de 3 000 porcelets meurent. Les analyses de pools d'échantillons montrent que cet élevage était affecté par la cocirculation de quatre coronavirus, le PEDV, le PDCoV, le TGEV et le SADS-CoV. Bien que détecté en forte minorité, le génome disponible de SADS-CoV partage 98,4 à 98,8 % d'identité avec ceux des épidémies précédentes, indiquant qu'il pourrait s'agir d'une résurgence du virus porcin plutôt que d'une nouvelle émergence des SADSr-CoV circulant chez les chauves-souris. Ceci pose le triple problème 1) de l'efficacité de la surveillance de la cocirculation de ces virus dans les élevages porcins avec des conséquences économiques, 2) de la pérennisation de cette circulation associée au risque de recombinaison et d'émergence de virus nouveaux, et 3) des conséquences pour l'humain en termes de risque d'émergence d'un de ces virus cocirculant ou recombinant. Aux origines de cette situation exemplaire et particulièrement alarmante, on ne peut que constater des similitudes frappantes entre les épidémies de SADS et de SRAS sur les plans géographique, temporel, écologique et étiologique, qui semblent encore renforcer l'impact sanitaire présumé du développement économique de cette région.

●MERS-CoV – 2012

Concernant le MERS-CoV (*Middle-East Respiratory Syndrome Coronavirus*, syndrome respiratoire du Moyen Orient en français), un *Betacoronavirus Merbecovirus*, transmis à l'humain par le contact avec les dromadaires dans la péninsule Arabique à partir de 2012, le lien direct avec les chauves-souris semble moins récent. En effet, le virus circule depuis plusieurs décennies chez les dromadaires en Afrique et dans la péninsule Arabique, comme attesté par la réactivité de sérums collectés dès 1983 en Somalie et au Soudan, et dès 1993 en Arabie saoudite. Ces données sérologiques sont compatibles avec un saut d'espèce du virus de chauve-souris vers les dromadaires, estimé au plus tard dans le début des années 1980 par des approches bayésiennes basées sur 37 génomes de MERS-CoV (dromadaires et humains) séquencés en 2013 et les deux génomes de coronavirus de chiroptères les plus proches, Ty-BatCoV HKU4 et Pi-BatCoV HKU5, détectés respectivement chez *Tylonycteris pachypus* et *Pipistrellus abramus* en 2006. De plus, le virus étant peu transmissible entre humains, l'épidémie se poursuit presque uniquement dans la péninsule Arabique sur un mode endémo-épidémique, avec des contaminations (*spill-over*) et réintroductions fréquentes chez l'humain depuis les dromadaires, ces animaux étant les hôtes principaux du MERS-CoV. D'autres virus apparentés au MERS-CoV (MERSr-CoV *Merbecovirus*) ont été détectés chez d'autres espèces de chauves-souris en Afrique, en Asie et en Europe (notamment HKU25 chez *Hypsugo pulveratus*, PML-PHEI/RSA/2011 [NeoCoV] chez *Neoromicia* cf. *zuluensis*, BatCoV PREDICT/PDF-2180 chez *Pipistrellus* cf. *hesperidus*, MERSr-CoV BtCoV/Ii/GD/2013-845 chez *Ia io*, BtVs-BetaCoV/SC2013 chez *Vespertilio superans* et Bat-CoV/*P.khulii*/Italy/206645-63/2011 chez *Pipistrellus khulii*), ainsi que chez les hérissons européens et asiatiques (*Hedgehog coronavirus 1* chez *Erinaceus europaeus*, et Ea-HedCoV HKU31 chez *Erinaceus amurensis*). Les génomes de ces virus partagent entre 75 et 90 % d'identité nucléotidique sur l'ORF1ab avec le MERS-CoV et peuvent montrer quelques différences dans leur structure génomique. D'autres différences fondamentales et fonctionnelles concernent la protéine S, contenant le site de liaison au récepteur de l'hôte. Le MERS-CoV utilise la dipeptidyl peptidase humaine (hDPP4) comme récepteur. Malgré une plus forte identité nucléotidique avec NeoCoV (le *Merbecovirus* MERSr-CoV le plus proche connu du MERS-CoV, décrit chez *Neoromicia* cf. *zuluensis*, en Afrique du Sud) dans l'ORF1ab (80 à 90 % selon les domaines), le MERS-CoV ressemble davantage à Ty-BatCoV HKU4 et à Pi-BatCoV HKU5 sur sa protéine S. De plus, la protéine S de Ty-BatCoV HKU4 peut se lier à hDPP4, à la différence de celles de Pi-BatCoV HKU5 et de NeoCoV, qui, lui, utilise le récepteur ACE2. Un complexe faisceau d'arguments pointe donc une origine probable du MERS-CoV chez les chauves-souris, car plusieurs espèces hébergent des virus apparentés et relativement proches, mais une fois encore, aucun ancêtre direct n'a été retrouvé. Cette absence peut s'expliquer par la multiplicité des espèces hôtes (avec probablement de nombreuses inconnues), l'évolution rapide avec recombinaisons et sous forte contrainte des coronavirus et l'âge minimal relativement ancien (1970-1980) de l'événement de transmission interspécifique des chiroptères vers les dromadaires, impliquant peut-être un hôte supplémentaire : le hérisson.

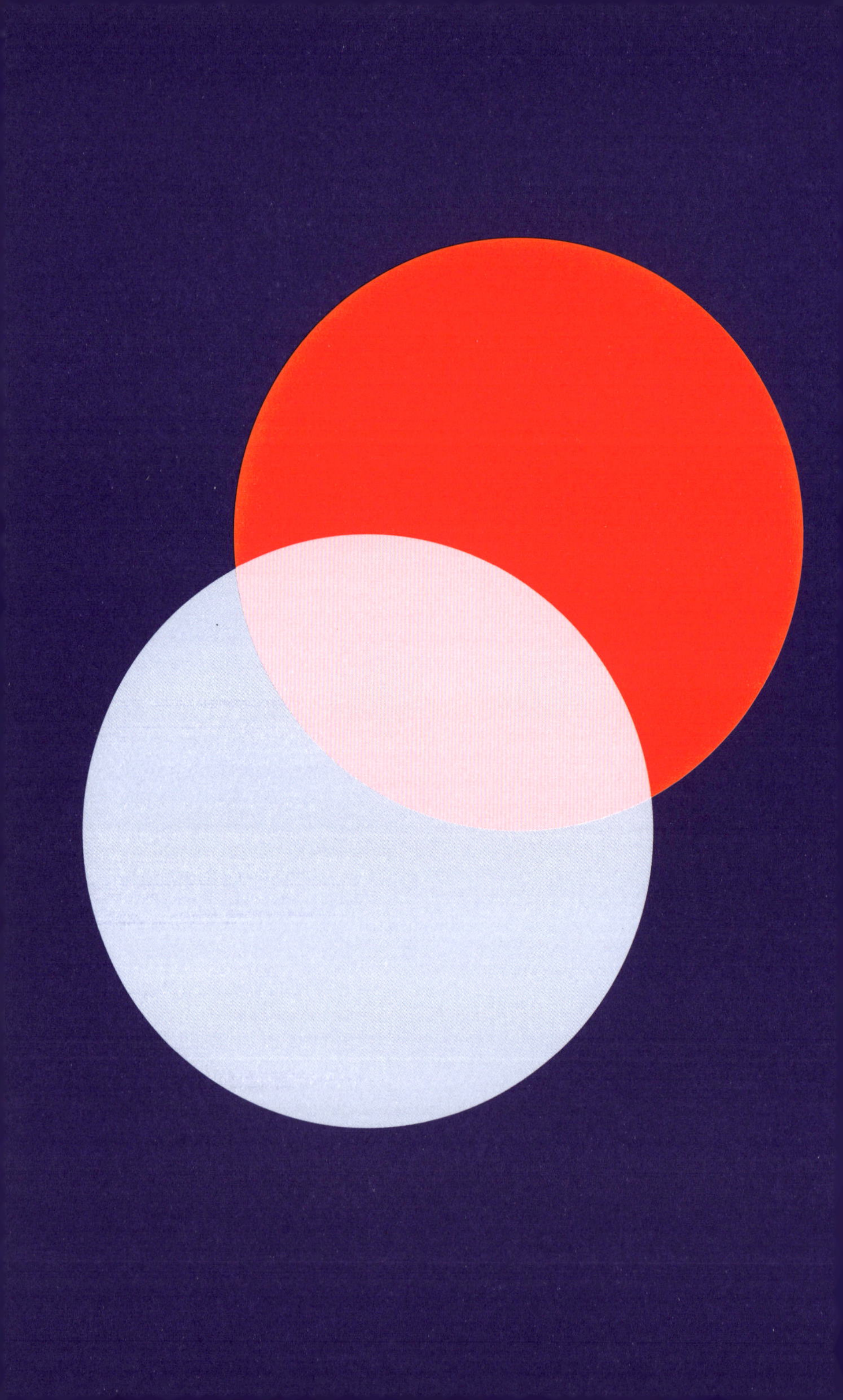

2. Biologie d'une infection à SARS-CoV-2 chez l'humain

Dès l'émergence du SARS-CoV-2, une course contre la montre a été lancée pour tenter de contrôler la pandémie liée à ce nouveau virus. Des recherches ont ainsi été initiées partout dans le monde pour comprendre les mécanismes de l'infection, suivre sa propagation et limiter sa transmission grâce au développement de tests de dépistage rapides et fiables. Les principales caractéristiques de ce nouveau coronavirus ont été identifiées et permis de mieux le cerner, avec notamment l'identification du rôle clé de la protéine Spike dans l'infection des cellules. La définition de la cinétique virale et son rôle dans l'évolution clinique des malades comme dans la transmission du SARS-CoV-2 ont également fourni de précieuses informations. Des études internationales à grande échelle ont ensuite permis d'identifier plusieurs facteurs de risque de développer une forme grave de la maladie, et ainsi d'améliorer la prise en charge de ces malades.

Mécanismes d'infection et de réplication

SANDRINE BELOUZARD

Chargée de recherche CNRS, Centre d'infection et d'immunité de Lille (CIIL), CNRS, Inserm, Université de Lille, CHU Lille, Institut Pasteur de Lille, France

Les virus sont des parasites intracellulaires obligatoires, c'est-à-dire qu'ils ne peuvent pas effectuer leur cycle viral sans la machinerie cellulaire de leur hôte. Le cycle viral se compose de trois étapes. La première est l'entrée du virus dans sa cellule cible, ce qui lui permet d'introduire son génome à l'intérieur de la cellule. L'étape suivante est la réplication de son génome en de multiples copies et enfin, au cours de l'étape finale, de nouvelles particules virales sont assemblées et libérées à l'extérieur des cellules.

Le génome des coronavirus est un ARN simple brin de polarité positive. Il est associé à la protéine de nucléocapside (N) pour former une ribonucléocapside hélicoïdale qui est entourée d'une enveloppe. Cette enveloppe virale est une bicouche lipidique dérivée de la cellule hôte dans laquelle sont ancrées trois protéines virales : la protéine « Spike » (S), la protéine de membrane (M) et la petite protéine d'enveloppe (E). Tandis que la protéine S est l'acteur majeur de l'entrée virale, les protéines M et E sont impliquées dans l'assemblage des nouvelles particules et leur sécrétion[30].

L'entrée virale est constituée de différentes étapes, qui commencent par l'attachement du virus à la surface des cellules hôtes jusqu'à l'insertion du génome viral à l'intérieur des cellules. Pour ce faire, les virus enveloppés doivent fusionner leur enveloppe avec une membrane de la cellule, ce qui aboutit à la formation d'un pore par lequel le génome peut rejoindre le cytoplasme des cellules. Quel que soit le virus, la fusion de son enveloppe doit être finement orchestrée dans le temps et l'espace pour assurer le succès de l'infection. Ainsi, cette fusion doit être déclenchée par un ou plusieurs signaux.

Le rôle clé de la protéine S dans l'infection cellulaire

La protéine S joue un rôle fondamental dans tout ce processus puisqu'elle a une double fonction en permettant non seulement la liaison du récepteur du virus à la surface de la cellule, mais aussi la fusion réalisée grâce à d'importants réarrangements de sa conformation. Cette protéine est associée sous forme de trimères ancrés à la surface des virions grâce à leur domaine transmembranaire. Elle est constituée de deux sous-unités, le domaine S1, qui permet la liaison du récepteur, et le domaine S2, qui contient toute la machinerie de fusion. Selon les coronavirus, les domaines S1 et S2 peuvent être clivés ou non. Parmi les *Sarbecovirus*, seul le SARS-CoV-2 possède un site de clivage polybasique entre les domaines S1 et S2, ainsi la protéine est-elle clivée lors de sa synthèse avant son incorporation dans la particule virale. Le récepteur du SARS-CoV-2 est l'enzyme de conversion de l'angiotensine 2 (ACE2) comme pour le SARS-CoV ou HCoV-NL63. Dans la structure de la protéine S, le domaine de liaison au récepteur peut être dans deux conformations, une « ouverte » permettant la liaison au récepteur, et une autre dite « fermée ». Le clivage des domaines S1 et S2 semble favoriser la conformation « ouverte ». Après liaison du récepteur, la fusion de l'enveloppe virale avec une membrane cellulaire est déclenchée par l'action de protéases cellulaires qui vont cliver la protéine S au niveau d'un deuxième site appelé S2'. Ce dernier est situé en amont du peptide de fusion dans le domaine S2. Cette libération du peptide de fusion permet son insertion dans la membrane de la cellule cible. Des réarrangements de la conformation de la protéine S permettent ensuite de rapprocher le peptide de fusion du domaine transmembranaire de cette protéine, qui est lui-même inséré dans l'enveloppe virale, ce qui induit donc le rapprochement des deux membranes, celle de la cellule et celle du virus. Ceci conduit ensuite à leur fusion et à la formation d'un pore qui permet au virus de transférer sa nucléocapside dans la cellule cible.

L'entrée du virus dans les cellules

De nombreuses protéases cellulaires permettent l'entrée des coronavirus dans les cellules, multipliant les chances de réussite de cette étape. Le virus du SARS-CoV-2 infecte les cellules ciliées de la trachée et du nasopharynx et les pneumocytes de type 2 de l'épithélium respiratoire. En fonction des protéases présentes, la fusion peut avoir lieu au niveau de la surface cellulaire ou après internalisation du virus dans des vésicules d'endocytose. TMPRSS2 est une protéase de la famille des protéases à sérine transmembranaire de type II qui est exprimée à la surface de certaines cellules et notamment dans les voies respiratoires. TMPRSS2 aide à l'entrée du virus dans les cellules, et ceci de façon très précoce, à proximité de la surface des cellules. En absence de protéases à la surface des cellules, le virus est donc internalisé et va utiliser la cathepsine L, une enzyme des endosomes tardifs pour réaliser sa fusion.

Depuis le début de la pandémie de Covid-19, nous avons assisté à l'émergence de variants progressivement de plus en plus transmissibles. Ces variants ont notamment accumulé des mutations dans la protéine S. La protéine S est l'antigène principal du virus contre lequel sont dirigés les anticorps neutralisants, générés lors d'une infection ou après vaccination. Les mutations accumulées dans la protéine S peuvent induire un échappement au système immunitaire et plus particulièrement aux anticorps neutralisants, mais peuvent aussi entraîner des conséquences sur les fonctions d'entrée de la protéine. En effet, certaines mutations peuvent augmenter l'affinité du virus pour son récepteur, favoriser la conformation dite « ouverte » de la protéine S. Ces modifications de mécanismes d'entrée peuvent entraîner des conséquences sur le tropisme du virus. Lorsque le variant Alpha est apparu, des expériences menées sur des hamsters ont montré que, comparé au variant précédent, il se répliquait plus rapidement dans les cavités nasales, ce qui pourrait expliquer sa transmissibilité accrue. Quant aux variants Omicron, ils se répliquent moins efficacement dans les voies respiratoires basses et mènent moins souvent à des pneumonies sévères.

L'optimisation de la traduction des protéines virales

Le génome des coronavirus est un ARN simple brin positif, ce qui implique que son extrémité 5' est coiffée. La coiffe est une modification du génome qui permet la traduction des protéines par la machinerie cellulaire. Une fois le génome à l'intérieur des cellules, ce dernier peut donc être utilisé directement pour produire les protéines non structurales. Ces dernières sont codées par les cadres ouverts de lecture (ORF1a et ORF1ab) contenus dans les deux premiers tiers du génome permettant la synthèse des deux polyprotéines pp1a et pp1ab. La protéine pp1ab est produite grâce à un décalage du cadre de lecture de type -1 dont l'efficacité est estimée entre 45 et 70 %.

La protéine nsp1 des coronavirus permet d'arrêter la traduction des ARNs messagers cellulaires, et donc la production de protéines cellulaires, ce qui favorise la production des protéines virales. La traduction du génome viral échappe à cette inhibition grâce à une structure particulière de son génome dans la région 5' non traduite[31].

Réplication du génome et formation de nouveaux virus

En début de réplication, les premières interactions des protéines non structurales avec la cellule induisent un remaniement des membranes du réticulum endoplasmique de la cellule, qui aboutit à la formation d'organelles de réplication[32]. Ces organelles sont constituées de vésicules à double membrane (DMV pour *double membrane vesicle*), dans lesquelles sont synthétisés les ARNs viraux. Les protéines nsp3, 4 et 6 sont impliquées dans la formation de ces organelles, qui permettent non seulement de concentrer les éléments nécessaires à la réplication, mais aussi de protéger les intermédiaires réplicatifs des mécanismes de protection de l'immunité innée. La formation de ces organelles dépend probablement aussi de facteurs cellulaires impliqués dans l'autophagie. Des pores dont la protéine nsp3 est un constituant ont été observés dans la membrane des DMVs, ce qui permettrait aux ARNs viraux nouvellement synthétisés d'accéder au cytoplasme de la cellule pour être soit traduits en protéines, soit encapsidés pour former de nouveaux virus.

Les protéines nsp2-nsp16 forment les complexes de transcription/réplication (RTC) qui sont ancrés dans les membranes des organelles de réplication. La protéine de nucléocapside est aussi associée aux RTC et joue également un rôle important dans la réplication du virus. La protéine nsp12 porte l'activité d'ARN polymérase dépendante de l'ARN (RdRp). Son activité nécessite le complexe formé par les protéines nsp7/nsp8. La synthèse des ARN viraux passe par la synthèse intermédiaire d'un ARN de polarité négative qui sera alors utilisé comme matrice pour synthétiser les ARNs génomiques ou sous-génomiques.

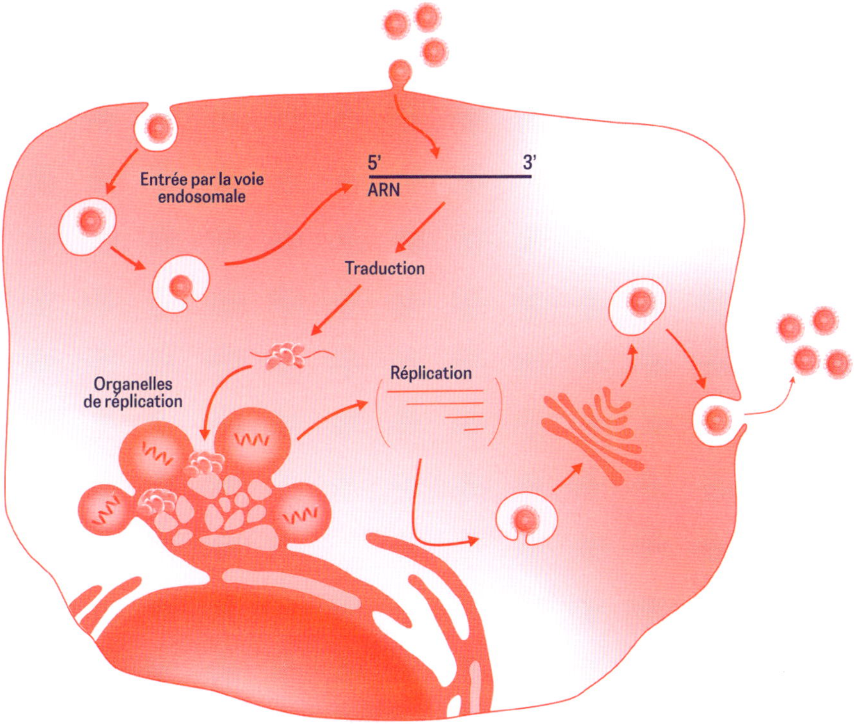

Schéma du cycle viral des coronavirus

Les coronavirus doivent d'abord fusionner leur enveloppe virale avec une membrane cellulaire, soit directement à la surface des cellules, soit après endocytose. L'ARN génomique est alors traduit, et les complexes de réplication/transcription ainsi que les organelles de réplication sont produits. Les ARN génomiques et sous-génomiques sont ensuite exportés vers le cytoplasme. Les ARN sous-génomiques permettent la synthèse des protéines structurales. Les nouveaux virions sont formés au niveau du compartiment intermédiaire entre le réticulum endoplasmique et l'appareil de Golgi, puis sécrétés à l'extérieur de la cellule.

Évolution des génomes viraux

La synthèse discontinue d'ARN qui permet la synthèse des ARN sous-génomiques est une caractéristique des coronavirus, et plus largement des *Nidovirales*. Chaque gène du génome viral contient en son extrémité 5' une séquence TRS (pour *transcription regulatory sequence*) qui est homologue de la séquence TRS-leader (TRS-L) à l'extrémité 5' du génome. Dans une certaine proportion des cas, lors de la synthèse du brin négatif, quand nsp12 rencontre la séquence TRS en amont d'un gène de protéine accessoire ou structurale, elle stoppe son activité et la réinitialise au niveau de la séquence TRS-L de la région 5' non traduite du génome viral. Cette synthèse discontinue engendre la formation de brins négatifs d'ARN sous-génomiques qui sont alors utilisés comme matrices pour synthétiser les ARN sous-génomiques de polarité positive qui seront alors traduits en protéines.

Les ARN polymérases dépendantes de l'ARN sont en général peu fidèles et introduisent des mutations dans les génomes viraux. La protéine nsp14 des coronavirus possède une activité 3'-5' exonucléase qui permet d'exciser les nucléotides et assure une stabilité plus importante des génomes des coronavirus comparés aux autres virus à ARN. Ainsi, le taux d'erreur lors de la réplication des coronavirus est de 10^{-5} à 10^{-6} substitutions/base/cycle. Ces erreurs sont à l'origine de l'évolution des génomes viraux. Une autre possibilité d'évolution des génomes viraux est la recombinaison. Celle-ci a probablement lieu lorsque lors de la synthèse du brin négatif de l'ARN génomique ; la polymérase change alors de matrice. La recombinaison nécessite la co-infection par deux variants différents et aboutit à un génome hybride entre les deux génomes parentaux. Depuis 2020, de nombreux recombinants ont été identifiés[33].

Infection de nouvelles cellules par sécrétion extracellulaire et fusion

Les protéines structurales S, M, E et N, qui composent la particule virale, sont produites à partir des ARN sous-génomiques. Les protéines membranaires S, M et E sont traduites dans le réticulum endoplasmique. La dernière étape du cycle viral est l'assemblage de nouvelles particules virales et leur sécrétion. Cette étape est orchestrée par la protéine M, qui est capable d'engendrer des interactions avec toutes les autres protéines structurales du virus. Cependant, les connaissances actuelles des mécanismes de formation des particules virales sont pour l'instant très partielles. Lorsque le génome viral quitte les DMVs à travers les pores membranaires, il est condensé et associé à la protéine N[34]. Il est probable que le complexe ARN-N interagisse ensuite avec la protéine M. Le bourgeonnement des coronavirus a lieu dans le compartiment intermédiaire entre le réticulum endoplasmique et l'appareil de Golgi (ERGIC). Une fois les particules formées, elles doivent être sécrétées hors de la cellule.

Il a été longtemps considéré que les coronavirus utilisaient la voie de sécrétion des protéines, mais, récemment, il a été suggéré qu'ils pourraient utiliser une autre voie, celle de l'exocytose lysosomale. Une fois dans le milieu extracellulaire, les virus peuvent infecter de nouvelles cellules. Une autre façon pour les coronavirus de se propager résulte de la fusion d'une cellule infectée avec une cellule non infectée. Cette fusion cellule-cellule engendre la formation de cellules multinucléées, appelées « syncytia ». Lorsque la protéine S est exprimée à la surface des cellules, elle peut se lier au récepteur ACE2 sur une cellule voisine et, en présence de protéase, permettre la fusion des membranes plasmiques des deux cellules et la propagation de l'infection. Cette formation de syncytia a été observée en modèle animal et dans des poumons de personnes infectées.

Pour se multiplier, les coronavirus détournent la machinerie cellulaire à leur profit, ce qui a aussi des conséquences sur les fonctions cellulaires. D'autre part, les coronavirus produisent des protéines accessoires dont le nombre varie d'un virus à l'autre. Ces protéines ne sont pas nécessaires pour le cycle viral ; cependant, elles jouent un rôle important dans la pathogenèse et dans l'échappement à la réponse immunitaire. Même si beaucoup de connaissances ont été accumulées sur le cycle viral des coronavirus, de nombreux mécanismes moléculaires et cellulaires restent à élucider. Ces connaissances sont primordiales pour identifier de nouvelles cibles thérapeutiques et lutter contre les infections à coronavirus.

La recombinaison nécessite la co-infection par deux variants différents et aboutit à un génome hybride.

La cinétique virale dans l'évolution clinique et la transmission du SARS-CoV-2

JÉRÉMIE GUEDJ

Directeur de recherche Inserm, laboratoire Infection, Antimicrobials, Modelling, Evolution (IAME), Inserm, Université Paris Cité, Université Sorbonne Paris-Nord, Paris, France

La charge virale correspond à la quantité de virus présente dans un échantillon. Au cours d'une infection, elle évolue comme une courbe « en cloche » (*figure ci-contre*), avec une augmentation très rapide durant la première semaine d'infection, suivie d'une diminution plus ou moins lente dans les semaines qui suivent, c'est la cinétique virale. Cette évolution dépend d'un grand nombre de facteurs, comme le statut vaccinal, le type de variant du virus ou encore la présence de comorbidités, qui jouent un rôle important dans le risque de transmission du virus et l'évolution de la maladie vers sa guérison rapide ou son aggravation. Au-delà de la détection de la présence de virus pour poser le diagnostic d'une infection en cours, l'analyse de l'évolution de la charge virale permet de mieux comprendre certaines des caractéristiques spécifiques du SARS-CoV-2 et de son interaction avec l'organisme.

Évolution dans le temps de la charge virale

La technique de référence de mesure de la charge virale est l'amplification en chaîne par polymérase en temps réel (abrégée en « RT-PCR » en anglais), qui cible et amplifie une séquence génétique précise du virus, permettant ainsi de détecter des quantités, même faibles, de virus (ou plus précisément de copies d'ARN viral). La charge virale est le plus souvent mesurée dans le nez ou le nasopharynx, qui est la porte d'entrée (et de sortie) principale du virus, mais elle peut aussi être mesurée dans la salive, les selles, les urines, bien que les quantités présentes y soient nettement plus faibles, ou dans le poumon par des prélèvements plus invasifs (comme un lavage broncho-alvéolaire). Dans la suite de ce chapitre, nous nous focaliserons sur la charge virale nasopharyngée, dont le rôle dans la transmission et l'évolution clinique de la maladie a été étudié en profondeur.

Une réplication exponentielle du virus dans les premiers jours de l'infection

Lors d'une transmission, l'infection est initiée par seulement quelques particules virales infectieuses (moins de dix sont suffisantes), qui se répliquent exponentiellement dans les premiers jours de l'infection. En effet, chaque cellule infectée va produire entre 10 000 et 100 000 virus par jour, entraînant une augmentation très rapide de la charge virale, qui devient détectable par un test RT-PCR deux ou trois jours après l'infection. Le pic de charge virale est atteint entre quatre et six jours après l'infection, avec des quantités qui sont généralement comprises entre 1 et 100 millions de copies d'ARN par millilitre de prélèvement. Si l'on ramène cela à l'ensemble de l'organisme et en faisant l'approximation qu'une copie d'ARN correspond à une particule virale, cela signifie qu'entre 10 000 et 1 million de cellules sont infectées, produisant entre 1 et 100 milliards de particules virales !

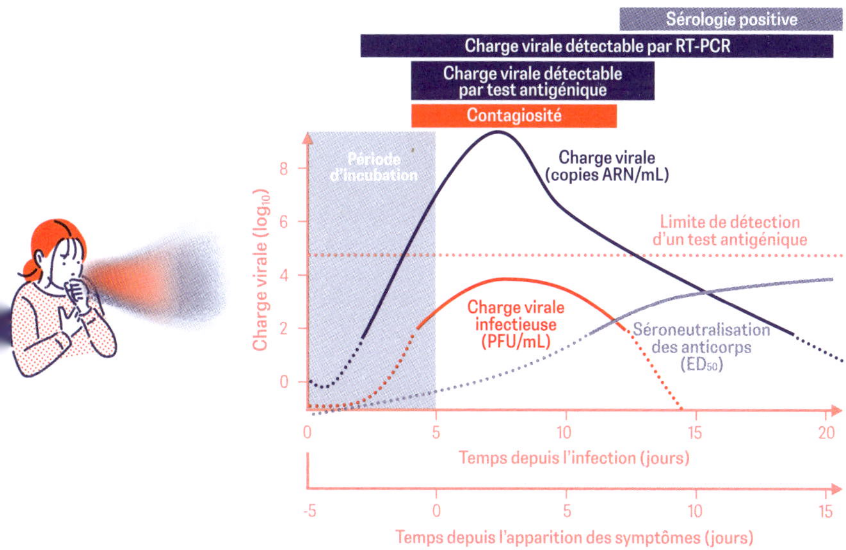

Profil typique de la cinétique virale nasopharyngée (courbe noire), de la quantité de particules virales infectieuses (courbe rouge), et de l'évolution de la capacité neutralisante des anticorps (courbe grise). Les parties pointillées des courbes correspondent à des concentrations trop basses pour être détectables par les tests usuels. L'échelle est logarithmique (3 correspond à 1 000, 4 à 10 000, etc.). Figure adaptée de "Potential Transmission Mechanisms of SARS-CoV-2 Variants of Concern".

C'est le plus souvent autour du pic viral qu'apparaissent les premiers symptômes de la maladie. Nous sommes ainsi face à une situation idéale pour la transmission virale, avec des milliards de virus présents dans l'organisme avant même que les individus n'aient conscience d'être possiblement malades. Ainsi, une part très importante, estimée entre 20 et 40 %, de la transmission du virus a lieu via des personnes asymptomatiques ou présymptomatiques[35].

Bien qu'au moment du pic viral, l'organisme agisse comme une véritable usine à virus, les ordres de grandeur peuvent être trompeurs. En effet, l'organisme contient un nombre bien plus important de cellules cibles, avec par exemple 100 milliards de pneumocytes, qui sont les cellules tapissant l'intérieur des alvéoles pulmonaires. De ce fait, même au pic de l'infection, c'est en réalité une infime minorité des cellules pulmonaires qui est infectée[36].

La valeur ou le niveau de pic de charge virale sont très variables en fonction des individus, pour des raisons qui sont encore mal connues. On a un temps pensé que le pic pouvait être plus bas chez les enfants, expliquant leur moindre contagiosité, mais cette hypothèse n'a pas été confirmée. Des études ont montré des niveaux similaires de charge virale chez les enfants et les adultes[37]. De la même façon, il est difficile de trouver une corrélation entre l'intensité des symptômes et le pic de charge virale : il est, en effet, tout à fait possible de manifester des symptômes légers, voire aucun symptôme, et d'avoir pourtant une charge virale très élevée, et inversement !

Élimination du virus et évolution clinique à partir de la deuxième semaine d'infection

Le pic de charge virale est atteint quand l'immense majorité des cellules cibles du virus a été infectée et que le système immunitaire commence à se « mettre en ordre de bataille » pour éliminer les cellules infectées. La charge virale va donc progressivement diminuer, à une vitesse qui reflète la capacité de l'organisme à éliminer les cellules infectées. Si la charge virale et les symptômes cliniques disparaissent généralement dans les deux semaines qui suivent l'infection. Une charge virale reste encore détectable par PCR chez environ 10 % des individus infectés pendant plus de trois semaines, et chez certains même pendant des mois. Cette élimination plus lente du virus, aussi appelée « clairance », induit une exposition prolongée à des quantités de virus importantes et augmente les risques d'une aggravation des symptômes pouvant mener à l'hospitalisation[38], voire au décès[39].

Ainsi, en plus des facteurs de risque individuels tels que l'âge, les maladies chroniques ou l'immunodépression, une faible vitesse de clairance de la charge virale constitue un facteur permettant d'identifier, durant le suivi, les individus les plus à risque d'infection sévère, d'hospitalisation et de décès. Détecter ces individus suffisamment tôt permettra de leur faire bénéficier d'une prise rapide de médicaments antiviraux, dont l'objectif est précisément d'accélérer la clairance de la charge virale[40].

Charge virale et transmission

Une charge virale élevée augmente le risque de transmettre la maladie. Ce phénomène a été particulièrement mis en évidence pour les transmissions au sein du foyer, sans doute parce que les contacts y sont répétés et les mesures de distanciation sociale plus difficiles à mettre en œuvre[41].

Néanmoins, au niveau individuel, la mesure seule de la charge virale ne suffit pas à démontrer qu'un individu est contagieux, ni son niveau de contagiosité. En effet, la RT-PCR mesure l'ensemble du génome viral présent, mais une grande partie de celui-ci est constituée de virus défectueux qui ne peut pas se répliquer. La détection de particules infectieuses requiert une procédure plus complexe, faisable uniquement dans un laboratoire sécurisé, au cours de laquelle le virus prélevé est mis en culture afin d'évaluer sa capacité à infecter des cellules. La dynamique du virus infectieux est similaire à celle de la charge virale jusqu'au pic, bien que les niveaux soient beaucoup plus faibles, avec une particule infectieuse pour environ 1 000 à 10 000 copies d'ARN viral. Après le pic de charge virale, la proportion de virus infectieux diminue fortement à mesure que la quantité d'anticorps neutralisants augmente. La période de détection de virus infectieux est donc courte, de l'ordre de cinq à huit jours, avec un risque très faible d'identifier du virus dix jours après l'apparition des symptômes[42] même en cas de charge virale élevée. La variabilité inter-individuelle dans la quantité de virus infectieux émis durant une infection est en outre très importante, de l'ordre de 1 à 60. Cela explique en partie le phénomène de *super-spreaders*, décrit dans de multiples études épidémiologiques, où il a été établi que seulement 20 % des individus comptent pour plus de 80 % des transmissions[43]. Néanmoins, la quantité de virus infectieux n'est probablement qu'un élément parmi d'autres expliquant la transmission. Les aspects comportementaux, comme le nombre, la durée et la nature des contacts (et en particulier le port ou non du masque) y jouent aussi un rôle déterminant. Enfin, si la quantité de virus infectieux est certainement une meilleure mesure du potentiel de transmission que la charge virale, elle reste une mesure de laboratoire, et, à ce jour, la dose infectieuse nécessaire pour infecter une personne demeure inconnue.

Variants et cinétique virale

L'émergence, depuis fin 2020, de variants viraux de plus en plus transmissibles, a naturellement posé la question d'un effet sur la cinétique virale. Bien que des millions de tests RT-PCR aient été réalisés depuis le début de cette épidémie, l'impact des variants sur la cinétique virale est encore souvent controversé. En effet, l'analyse des résultats des tests de dépistage est sujette à un certain nombre de biais : évolution des politiques de dépistage au cours du temps, durée d'incubation de plus en plus courte (cinq jours pour le variant Alpha, quatre jours pour le variant Delta, trois jours pour le variant Omicron), remontée souvent parcellaire d'informations individuelles comme le statut vaccinal ou la date d'apparition des symptômes. Ces biais ont conduit à des erreurs d'analyse importantes. Par exemple, des études parues peu de temps après l'émergence du variant Delta estimaient que ce dernier générait des charges virales mille fois supérieures à celles rapportées pour les virus « historiques » circulant en 2020. En réalité, si la charge virale chez les individus infectés par le variant Delta est effectivement plus élevée, le facteur d'augmentation est bien plus faible, et inférieur à 10, y compris au moment du pic. La présence de virus infectieux est aussi plus importante, même si le risque de l'identifier plus de dix jours après l'apparition de symptômes reste extrêmement faible. Pour les variants de type Omicron, la comparaison avec le virus historique est encore plus difficile, car la grande majorité des études est faite sur des patients vaccinés. Néanmoins, le niveau de réplication des variants Omicron semble globalement plus faible, même si le virus infectieux semble décliner un peu moins rapidement[44]. Si ces variants se transmettent aussi rapidement, ce n'est donc probablement pas en raison d'un niveau de réplication plus élevé, mais en raison d'autres facteurs qui restent aujourd'hui mal compris.

Réduire la charge virale, une approche quantitative des traitements

Étant donné la versatilité du virus et son évolution vers des variants de plus en plus transmissibles, il est primordial de disposer, en plus de vaccins, de traitements antiviraux qui permettent d'éviter l'évolution de l'infection vers une forme grave, en particulier pour les patients les plus à risque. Pour comprendre la place des traitements antiviraux, on peut utiliser des modèles mathématiques qui reposent sur des principes généraux analogues à ceux des modèles de transmission épidémiologique. La mesure de propagation d'un virus dans une population repose sur un paramètre central, le R_0, qui est le nombre de personnes infectées en moyenne par un cas index, et que l'on peut estimer à partir de la vitesse initiale d'augmentation des cas. De la même manière, l'analyse de la cinétique virale permet d'en déduire un R_0 « intra-individuel », qui correspond au nombre de cellules infectées à partir d'une cellule infectée.

Dès le mois de février 2020, les premières données virologiques portant sur un nombre réduit de patients, suivis étroitement au cours de leur infection, ont été disponibles, permettant d'analyser mathématiquement la cinétique virale et d'estimer l'ordre de grandeur du R_0 intra-hôte à 10. Si chaque cellule génère 10 cellules infectées, on observe une croissance exponentielle avec 100 cellules infectées au bout de deux cycles, 1 000 au bout de trois et ainsi de suite. Empêcher cette réplication exponentielle du virus nécessite de disposer de médicaments capables de réduire le R_0 intra-hôte à moins de 1, c'est-à-dire capables de réduire la production de virus, ou la probabilité d'infection de nouvelles cellules, de plus de 90 %. Néanmoins, la difficulté reste d'administrer un tel traitement avant que la majorité de la réplication virale ne soit déjà réalisée et donc d'intervenir le plus tôt possible, au plus tard dans les quelques jours qui suivent le pic de charge virale et l'apparition des symptômes.

Les anticorps monoclonaux, des traitements efficaces

La mise au point de traitements antiviraux efficaces est apparue à partir de l'été 2020 avec la découverte et l'administration d'anticorps monoclonaux, qui sont des anticorps isolés de patients ayant une grande capacité neutralisante. En produisant en laboratoire des grandes quantités de ces « super-anticorps » et en les injectant chez le patient, on peut recréer une sorte « d'immunisation passive », dans le sens où, contrairement à un vaccin, ces anticorps sont directement injectés et ne sont pas produits par l'organisme. Ces traitements permettent d'atteindre des efficacités antivirales très importantes, supérieures à 99 % pour la majorité d'entre eux, permettant de réduire la durée de clairance virale de deux jours en moyenne. Si cet effet peut sembler limité, ces traitements permettent en réalité de réduire considérablement la proportion de patients présentant une longue durée de clairance de la charge virale, qui sont précisément ceux qui risquent de développer une forme grave. Si le traitement est commencé dans les cinq à sept jours qui suivent les symptômes, 7 hospitalisations sur 10 peuvent être évitées. Malheureusement, ces anticorps, qui ciblent la protéine Spike, sont très spécifiques et sensibles aux mutations du virus. Ainsi, l'efficacité de la première génération d'anticorps monoclonaux est aujourd'hui beaucoup plus faible contre les variants de type Omicron. Des résultats encore plus impressionnants ont été obtenus avec des antiviraux spécifiques, comme le nirmatrelvir, la molécule contenue dans le Paxlovid®, qui bloque l'activité d'une protéine du virus, la protéase, essentielle à sa réplication à l'intérieur des cellules infectées. Pour le moment, les mutations des variants viraux portent essentiellement sur les protéines permettant l'attachement du virus à ses cellules cibles, mais pas sur les protéines liées à sa réplication une fois que l'infection est installée. De ce fait, le nirmatrelvir conserve une efficacité élevée contre les variants ayant émergé au fur et à mesure du temps.

Si le bénéfice de l'administration précoce d'un traitement est désormais largement établi, deux questions importantes restent en suspens. La première est le bénéfice d'un traitement antiviral chez des patients hospitalisés. L'arrivée à l'hôpital se faisant le plus souvent dans la deuxième semaine des symptômes, l'efficacité d'un traitement risque d'être limitée dans la plupart des cas. Cependant, chez des patients particulièrement à risque et ayant encore une charge virale élevée lors de leur hospitalisation, l'administration d'un antiviral réduirait de moitié le risque de décès.

Le risque de résistance aux traitements

Un autre aspect encore mal connu est le risque d'induire une résistance du virus au traitement, qui pourrait ensuite se transmettre dans la population. Véritable machine à fabriquer des virus, l'organisme malade héberge des millions de particules virales, dont certaines peuvent être porteuses de mutations conférant une résistance au traitement. Sous l'effet de la pression de sélection créée par le traitement, ces mutations peuvent alors rapidement s'amplifier, créant un échappement thérapeutique. C'est pourquoi le suivi de la charge virale des patients sous traitement est important. En cas de non-diminution de la charge virale, des mesures peuvent être envisagées pour séquencer le virus, identifier de possibles mutations et proposer le plus vite possible une adaptation du traitement.

Le double bénéfice de la vaccination

La vaccination anti-SARS-CoV-2 a montré un bénéfice important. Ce bénéfice est en réalité double. La vaccination présente tout d'abord un bénéfice individuel chez la personne vaccinée, en réduisant fortement le risque de forme grave de la maladie, avec une efficacité supérieure à 90 % contre tous les variants existants (pour les vaccins utilisant la technologie de l'ARN messager). La vaccination permet aussi de réduire le risque d'infection, avec une efficacité comprise entre 50 et 90 % avant l'émergence des variants Omicron en 2021. Un autre bénéfice est à l'échelle des populations. En effet, même lorsque le vaccin n'empêche pas l'infection, on oublie souvent qu'il permet de limiter le risque de transmission de la maladie, réduisant ainsi le nombre de cas secondaires et donc le poids global de l'épidémie sur la société.

Dans le cas du vaccin anti-SARS-CoV-2, il est vrai que cet effet sur la transmission est plus faible, compris entre 20 et 50 %[45], y compris pour Omicron. Tout comme l'analyse des variants, l'impact précis de la vaccination sur la cinétique virale est complexe à mesurer. Bien que les résultats varient d'une étude à l'autre, la grande majorité des études met en évidence une diminution de la charge virale maximale par un facteur 2 à 5, y compris au pic, avec un effet qui diminue au fur et à mesure que l'on s'éloigne de la dernière injection et donc que le nombre d'anticorps diminue. À l'ère des variants Omicron, même avec une troisième dose récente, l'effet de la vaccination sur le pic de charge virale est beaucoup plus faible. Si certaines études mettent en évidence un effet du vaccin, d'autres ne montrent pas de différence entre les vaccinés et les non-vaccinés. La dose de rappel permet cependant d'augmenter substantiellement le nombre d'anticorps neutralisants. Un effet important sur la quantité de virus infectieux a été mesuré après le pic viral[46]. Pour conclure, même si la vaccination a un effet limité sur la quantité de virus au pic de l'infection, elle semble néanmoins permettre une réduction plus rapide de la charge virale après le pic, avec un effet encore plus fort sur le virus infectieux lui-même, permettant probablement de limiter la durée de contagiosité.

Le statut immunitaire ne se limite désormais plus à la seule vaccination, et une grande majorité d'individus (en tout cas dans les pays occidentaux) possède une immunité « hybride », construite séquentiellement par un historique de plusieurs administrations de vaccins et/ou une ou plusieurs infections.

L'immunité hybride étant associée à une augmentation importante des anticorps neutralisants, non seulement dans le sang mais aussi directement dans la sphère nasopharyngée, il est probable que l'impact sur la réplication virale soit encore plus fort.

Les tests, un enjeu de santé publique

Le rôle d'un test virologique est à la fois individuel, pour poser le diagnostic étiologique de l'infection, et collectif, afin de limiter le risque de transmission. La RT-PCR étant très sensible, elle va constituer un excellent test pour poser le diagnostic, mais pas pour mesurer le potentiel infectieux d'un individu, comme nous l'avons vu précédemment. En effet, bien que moins sensibles, ils sont aussi plus rapides et ne nécessitent pas de traitement en laboratoire. Ils permettent de détecter uniquement des niveaux de charge virale élevés, typiquement supérieurs à 1 million de virus dans un échantillon, seuil à partir duquel il y a des risques de présenter un virus infectieux (un test RT-PCR peut détecter quant à lui jusqu'à 10 000 fois moins de matériel viral). De ce fait, les tests antigéniques constituent un excellent moyen d'identifier rapidement et facilement des individus contagieux. Étant donné leur plus faible sensibilité, mais aussi la dynamique très rapide de la charge virale dans les sept premiers jours de l'infection, ces tests trouvent leur intérêt s'ils sont répétés fréquemment. En se testant une fois par jour, certaines études suggèrent que l'on peut identifier très tôt la période infectieuse, alors que seules 10 % des particules virales ont été produites[47]. Les tests antigéniques constituent donc un outil de santé publique important, en complément des tests PCR.

Après le pic de charge virale, la proportion de virus infectieux diminue fortement à mesure que la quantité d'anticorps neutralisants augmente.

Le rôle de la génétique dans les facteurs de risque chez l'humain

LLUIS QUINTANA-MURCI

Professeur au Collège de France, chaire de Génomique humaine et évolution, CNRS, Université Paris Cité, Institut Pasteur, France

Dès le début de la pandémie de Covid-19, il est apparu clairement que l'infection par le SARS-CoV-2, son agent causal, ne touchait pas tout le monde de la même manière. Après des décennies de recherche en génétique humaine, il est désormais admis que la grande variabilité phénotypique observée au cours d'une infection peut résulter, au moins en partie, des différences dans le patrimoine génétique de l'hôte humain. Les bases génétiques de la prédisposition à l'infection, ou de la sévérité de la maladie, peuvent être dues soit à des mutations rares dans la population et concentrées sur un nombre réduit de gènes – on parle alors de « prédisposition monogénique » –, soit à des mutations fréquentes et localisées dans des nombreux gènes – on parle alors de « prédisposition complexe ». Les prédispositions monogéniques sont étudiées à travers des approches de génétique clinique, tandis que les prédispositions complexes sont souvent établiespar des études d'association pangénomique ou GWAS (de l'anglais, *genome-wide association studies*).

Le rôle fondamental des interférons de type I

Dans le cadre de la prédisposition monogénique, une étude pionnière, menée par le consortium international Covid Human Genetic Effort[48], a comparé les données de séquençage de plus de 600 patients atteints des formes graves de Covid-19 par rapport à des individus présentant des infections asymptomatiques ou bénignes. Ce faisant, il a été trouvé chez les premiers un enrichissement en mutations rares et biochimiquement prouvées délétères dans 13 gènes, dont 3 (TLR3, IRF7 et IRF9) ont été préalablement associés à la grippe et sont impliqués dans la voie des interférons (IFN) de type I – des cytokines avec une forte activité protectrice contre les infections virales.

Le rôle fondamental des IFN de type I dans la modulation de la gravité de la Covid-19 a été par la suite confirmé par l'observation que de nombreux individus atteints des formes graves de Covid-19 sont porteurs d'auto-anticorps neutralisant les IFN de type I. En outre, la prévalence de ces auto-anticorps dans la population générale est plus élevée chez les hommes que chez les femmes et augmente de manière significative avec l'âge, ce qui est cohérent avec le risque plus élevé de décès par Covid-19 dans la population âgée, en particulier chez les hommes. Ainsi, les études en génétique clinique montrent que des variants génétiques rares, ou des facteurs immunologiques, altérant la production des IFN de type I, expliquent environ 15 à 20 % des formes graves de Covid-19 chez des patients âgés de plus de 80 ans.

Associations génétiques et sensibilité à l'infection

Afin de déterminer la contribution des mutations fréquentes à la prédisposition génétique au Covid-19, d'autres efforts internationaux ont été mis en place (par exemple : *Covid-19 Host Genetics Initiative*, *GenOMICC*, *23andMe Covid-19 Team* ou *Severe Covid-19 GWAS Group*). Plusieurs études ont été ainsi réalisées sur un grand nombre de cas et de témoins. Par exemple, une analyse comprenant 125 584 cas et plus de 2,5 millions de témoins, provenant de 25 pays, a identifié 23 loci significativement associés à la susceptibilité à l'infection ou à la gravité de la maladie, dont une région du chromosome 3 (3p21.31) et le locus codant les groupes sanguins ABO. Il est intéressant de noter que le locus 3p21.31 contient le gène SLC6A20, encodant un transporteur de sodium interagissant avec ACE2, la porte d'entrée de SARS-CoV-2 dans les cellules humaines. D'autres associations génétiques ont été mises en évidence, et même si elles ont été moins fréquemment répliquées à travers les études que celle du chromosome 3, elles méritent d'être discutées. Par exemple, l'association du gène IFNAR2, codant pour la deuxième chaîne du récepteur des IFN de type I, avec la sévérité de la maladie est, encore une fois, cohérente avec le rôle clé des IFN dans la protection contre des formes graves de Covid-19.

Génétique des populations et augmentation des risques

Les facteurs génétiques de risque, révélés par les GWAS, ne sont toutefois pas répartis de manière égale entre les populations humaines. On peut donc se demander si, comme pour l'âge, le sexe ou le statut socio-économique, l'ascendance génétique des populations humaines, qui reflète leurs différences quant à l'histoire démographique et d'adaptation à l'environnement passé, peut également contribuer à expliquer les disparités observées entre populations de différentes origines face à la Covid-19. Par exemple, il a été montré que des populations d'origine non européenne présentent un risque significativement plus important d'hospitalisation à la suite de l'infection par le SARS-CoV-2, après prise en compte des facteurs sociodémographiques et des conditions de santé préexistantes. Même si les causes sous-jacentes de ces différences populationnelles sont complexes et restent largement méconnues, elles peuvent être étudiées en adoptant une stratégie fondée sur l'évolution. En effet, la coévolution des humains avec les agents infectieux pendant des milliers d'années a laissé des traces moléculaires dans nos génomes, qui peuvent différer entre populations et être révélées par l'utilisation d'approches en génétique des populations.

Dans ce cadre, une étude a quantifié l'impact des épidémies passées dans différentes populations humaines, en cherchant des signatures de sélection naturelle dans 420 gènes codant des protéines humaines qui interagissent avec les coronavirus. Étonnamment, aucune des 26 populations examinées dans le monde ne présentait une signature de sélection passée dans ces gènes, à l'exception des populations originaires de l'Asie de l'Est, ce qui correspond à l'origine géographique de plusieurs épidémies modernes de coronavirus. Cette étude confirme ainsi l'existence de pressions de sélection sur le long terme, exercées par des virus de type coronavirus sur les ancêtres des Asiatiques de l'Est. Plus généralement, cette étude confirme le rôle de l'adaptation humaine en réponse aux agents infectieux passés dans l'augmentation des disparités actuelles de réponses immunitaires entre populations de différentes origines géographiques ou ethniques.

Métissage entre hominidés et « introgression adaptative »

Même si les différences génétiques entre populations humaines sont le résultat de leur histoire démographique ou adaptative passée, elles peuvent également refléter des différences dans leur histoire de métissage (ou d'hybridation) avec d'autres espèces humaines aujourd'hui disparues. Grâce aux études en paléogénomique (recherches sur de l'ADN ancien provenant des restes fossiles), nous savons aujourd'hui que les humains dits anatomiquement modernes, les *Homo sapiens*, se sont croisés avec d'autres hominidés « archaïques » lors de leur périple à travers le monde. Par exemple, après leur sortie de l'Afrique, il y a environ soixante mille ans, les humains se sont croisés à de multiples occasions et en plusieurs endroits, avec les Néandertaliens en Eurasie de l'Ouest et avec les Dénisoviens en Asie. En conséquence, tous les individus actuels d'origine non africaine portent dans leur génome ~2 % de matériel génétique d'origine néandertalienne, tandis que certaines populations d'Asie de l'Est et du Sud-Est et du Pacifique ont accumulé jusqu'à 3 à 4 % de matériel dénisovien dans leurs génomes.

Dans certains cas, ces événements de métissage entre humains et Néandertaliens ou Dénisoviens semblent avoir facilité l'acquisition de caractères avantageux pour les premiers, un phénomène connu sous le nom d'« introgression adaptative ». En effet, les Néandertaliens et les Dénisoviens ont habité l'Eurasie pendant au moins trois cent mille ans avant l'arrivée des humains modernes ; on pense qu'ils étaient adaptés aux climats, aux ressources nutritionnelles et aux agents pathogènes au cours de cette période. De plus en plus de preuves suggèrent que l'introgression de matériel génétique provenant des humains archaïques a ainsi facilité l'acquisition, par les humains modernes, de variants bénéfiques pour une meilleure survie dans les nouveaux environnements rencontrés. Par exemple, diverses études ont montré un enrichissement de variants génétiques d'origine néandertalienne parmi les gènes humains impliqués dans l'immunité innée – la première ligne de défense de l'hôte contre les agents pathogènes. Cet enrichissement semble être particulièrement important en ce qui concerne les gènes humains impliqués dans la réponse immunitaire aux infections virales, ce qui suggère que l'introgression néandertalienne a facilité l'adaptation génétique des premiers Eurasiens aux défis viraux. En soutien à cette hypothèse, les gènes humains codants des protéines interagissant avec les virus, notamment avec les virus à ARN tels que la grippe, le virus de l'hépatite C ou les coronavirus, présentaient également des niveaux significativement élevés d'héritage néandertalien chez les humains d'aujourd'hui.

Des études motivées par la pandémie de Covid-19 ont ainsi apporté un soutien supplémentaire aux liens entre l'introgression néandertalienne et la réponse immunitaire chez l'humain. En effet, deux régions génomiques associées à la vulnérabilité au Covid-19 par les GWAS correspondent à des régions héritées de l'homme de Néandertal. L'une d'entre elles comprend des variants génétiques dans le chromosome 12 (chr12q24.13), qui sont présents à des fréquences d'environ 30 % chez les Eurasiens et sont associés à un moindre risque, d'hospitalisation pour le Covid-19, de l'ordre de 22 %. L'autre région génomique d'origine néandertalienne et associée au Covid-19 correspond à celle localisée sur le chromosome 3, déjà décrite plus haut (3p21.31). Les porteurs de ces mutations néandertaliennes, dont les fréquences varient de 16 % en Europe à 50 % en Asie du Sud, présentent un risque 60 % plus élevé de développer des formes graves de Covid-19. Ces observations confirment l'idée que l'introgression néandertalienne a eu des conséquences importantes sur l'adaptation génétique de notre espèce aux maladies infectieuses, celles d'origine virale en particulier, et que ces événements d'adaptation passés peuvent affecter l'état de santé actuel des populations humaines, y compris celles infectées par le SARS-CoV-2.

Les porteurs de ces mutations néandertaliennes présentent un risque 60 % plus élevé de développer des formes graves de Covid-19.

3. Traitements et vaccins, la recherche tous azimuts

Trouver un vaccin et des médicaments efficaces contre cette nouvelle maladie est vite devenu un objectif prioritaire pour les scientifiques. Les regards se sont naturellement tournés vers la pharmacopée existante dans un premier temps, sans trouver de molécules miracles pour traiter les symptômes de ce nouveau virus ou pour stopper l'infection et ainsi éviter l'aggravation de l'état des patients. De nombreux essais cliniques visant à identifier des traitements adaptés ont été entrepris grâce aux connaissances acquises sur les mécanismes d'infection. Mais c'est bien le développement, à grande échelle, de plusieurs vaccins très efficaces, et ce, dans un temps record, qui aura marqué cette crise sanitaire sans précédent et permis de sauver des millions de vies. Aujourd'hui encore, traitements et vaccins continuent d'être développés, afin de fournir un arsenal complet contre l'infection.

Traitements contre la Covid-19 : un état des lieux et des perspectives

OLIVIER TERRIER

Chargé de recherche CNRS, Centre international de recherche en infectiologie (CIRI), CNRS, Inserm, ENS de Lyon, Université Claude Bernard-Lyon 1, Lyon, France

Depuis la première description de la Covid-19 en décembre 2019, la communauté scientifique s'est fortement mobilisée pour mieux comprendre la biologie du SARS-CoV-2 et la physiopathologie de la Covid-19, embarquée dans une véritable course pour le développement d'approches prophylactiques et thérapeutiques. La conception d'un vaccin s'est vite transformée en un véritable sprint, avec l'arrivée et l'autorisation des premiers candidats dès décembre 2020. Pour ce qui est des traitements curatifs, la course s'apparente plutôt à un ultra-marathon, avec un arsenal qui reste encore très limité à ce jour. Plus de 5 000 essais cliniques interventionnels randomisés, incluant les deux grands essais internationaux adaptatifs SOLIDARITY et RECOVERY, ont été réalisés pour l'évaluation de traitements depuis 2020, principalement dans des cohortes de patients Covid-19 souffrant de formes modérées à graves[49]. Malgré ce nombre considérable d'essais cliniques, seuls huit traitements bénéficient aujourd'hui d'une autorisation d'utilisation par l'Agence européenne du médicament[50], ce qui illustre bien la difficulté de trouver des traitements efficaces. Pour faire face au contexte d'urgence, les solutions faisant appel à des molécules déjà existantes ont d'abord été évaluées, pour laisser progressivement la place à des stratégies thérapeutiques spécifiques, plus adaptées au virus et à sa pathologie associée. Ce chapitre propose de faire un état des lieux des grandes stratégies explorées, en mettant l'accent sur les traitements utilisés aujourd'hui en clinique.

Chercher des molécules efficaces dans la pharmacopée existante

L'une des premières stratégies a consisté à chercher, parmi les médicaments existants, ceux qui seraient susceptibles d'être efficaces contre le SARS-CoV-2. Cette démarche, que l'on appelle « repositionnement de médicament », peut présenter des avantages considérables, comme celui de faire gagner beaucoup de temps pour le développement d'un médicament[51], ce qui est critique, voire essentiel dans le contexte d'une pandémie. De nombreuses molécules antimicrobiennes, initialement conçues pour traiter d'autres types d'infections virales, bactériennes ou parasitaires, ont ainsi été proposées et ont très rapidement fait l'objet d'évaluations cliniques pour montrer leur efficacité, notamment contre des formes modérées à graves de la Covid-19. Malheureusement, la très grande majorité des molécules testées n'a pas présenté d'efficacité en clinique, malgré des résultats précliniques *in vitro* parfois encourageants. À titre d'exemple, les essais SOLIDARITY et RECOVERY ont montré que le lopinavir, un inhibiteur de protéase rétrovirale utilisé pour le traitement de HIV, ou encore l'hydroxychloroquine, un antipaludéen également utilisé en rhumatologie, n'avaient pas d'effets significatifs sur la durée d'hospitalisation ou encore sur la mortalité[52]. À ce jour, cette stratégie qui consiste à chercher des molécules efficaces dans la pharmacopée existante n'a pas été couronnée de succès, à l'exception de molécules permettant d'améliorer les symptômes de la Covid-19 et pour juguler l'emballement de la réponse immunitaire observée dans les formes graves.

Traiter les symptômes pour éviter l'aggravation de la Covid-19

Certains traitements, non spécifiques du SARS-CoV-2, ont été assez rapidement mis en place à l'hôpital pour atténuer les symptômes, notamment dans la phase inflammatoire de la maladie. L'oxygénothérapie, par exemple, est un traitement de première nécessité vitale dans la prise en charge des patients infectés par le SARS-CoV-2 présentant une baisse de la saturation de l'oxygène dans le sang. En complément de l'oxygène, les corticoïdes sont également utilisés pour traiter les symptômes de la Covid-19. Ils sont souvent employés pour traiter les formes graves de la maladie, en particulier chez les patients atteints d'insuffisance respiratoire. Il est important de noter que ces traitements de remplacement ne guérissent pas la Covid-19, mais peuvent aider à soulager les symptômes et à améliorer la récupération des patients. L'essai RECOVERY a apporté des éléments en faveur de l'utilisation de la dexaméthasone chez les patients recevant une ventilation mécanique invasive et chez les patients recevant de l'oxygène sans ventilation mécanique invasive, mais pas chez les patients atteints de formes moins graves, ne nécessitant pas de support respiratoire[53]. Ce traitement est approuvé par les autorités de santé dans ce cadre depuis 2020.

Bloquer l'action de cytokines pro-inflammatoires

Pour contrer l'emballement de la réponse immunitaire observée dans les formes graves de la Covid-19, une stratégie consiste à cibler les acteurs clés, à savoir certaines cytokines telles que les interleukines 1 ou 6 (IL-1/IL-6), en faisant appel à des traitements déjà existants pour certaines maladies inflammatoires, telles que la polyarthrite rhumatoïde. Parmi les molécules qui ont été évaluées pour le traitement de la Covid-19, on peut citer l'anakinra (KINERET), qui neutralise l'activité biologique de l'interleukine-1alpha (IL-1alpha) et de l'interleukine-1ß (IL-1ß) par inhibition compétitive de la liaison de l'IL-1 à son récepteur de type I (IL-1RI), ou encore le tocilizumab (ROACTEMRA), ou le sarilumab (KEVZARA), qui sont des anticorps monoclonaux bloquant l'action des récepteurs de l'interleukine-6 (IL-6). À ce jour, seuls l'anakinra et le tocilizumab sont autorisés par l'Agence européenne du médicament. En France, seul le tocilizumab est recommandé par la Haute Autorité de santé, notamment car ce traitement, en complément de la corticothérapie, possède un meilleur niveau de preuve en matière de démonstration de la réduction de la mortalité et de la progression vers la ventilation mécanique invasive ou le décès[54].

Perturber la réplication du SARS-CoV-2

Alors que les traitements évoqués précédemment se focalisent sur les symptômes de la Covid-19, d'autres approches ciblent de manière plus spécifique le SARS-CoV-2. L'une des stratégies antivirales possibles consiste à perturber la réplication de l'ARN réalisée par machinerie virale (ARN polymérase ARN-dépendante virale). Le remdesivir (VEKLURY) est un dérivé d'un analogue de nucléosides créé par le laboratoire Gilead Sciences, initialement conçu pour traiter les infections par les virus Ebola ou Marburg. Il a ensuite montré, à plusieurs reprises, une activité antivirale *in vitro* contre d'autres virus à ARN, dont le SARS-CoV-2[55]. Cette molécule est un analogue de nucléotide ressemblant à l'adénosine qui perturbe l'ARN polymérase virale et échappe à la correction d'erreur par l'exoribonucléase, ce qui ralentit la production d'ARN viral. Plusieurs essais cliniques, dont l'essai SOLIDARITY, ont montré que l'efficacité semble limitée et observée chez des patients à des stades précoces de la maladie[56]. Ce traitement, qui possède aujourd'hui une autorisation de mise sur le marché délivrée par l'Agence européenne du médicament, peut être utilisé en seconde intention chez des patients ne nécessitant pas d'oxygénothérapie et présentant un risque d'évolution vers une forme grave. Le molnupiravir (LAGVERIO) est un promédicament dont le produit est un dérivé nucléosidique qui fait partie du groupe des ribonucléosides mutagènes, qui agit contre les virus à ARN en introduisant des erreurs de réplication de l'ARN par l'ARN polymérase ARN-dépendante virale, avec un mécanisme distinct de celui du remdesivir. C'est un antiviral à large spectre, c'est-à-dire qu'il est efficace contre un grand nombre de virus, dont les coronavirus. Pour le moment, cette molécule n'a pas obtenu d'autorisation de mise sur le marché par l'Agence européenne du médicament, en l'absence de résultats montrant que le molnupiravir peut réduire le risque d'hospitalisation ou de décès, ou raccourcir la durée de la maladie, ou encore le temps de récupération chez les adultes à risque de maladie grave. Des études récentes montrent que le molnupiravir induit de nombreuses mutations dans le génome du SARS-CoV-2 qui peuvent augmenter la vitesse d'évolution du virus, donnant lieu à des variants susceptibles de survivre et d'être transmis[57].

Cibler la protéase du SARS-CoV-2

Le nirmatrelvir, combiné au ritonavir (Paxlovid®), est un antiviral actif par voie orale développé et commercialisé par Pfizer. Le nirmatrelvir est un promédicament dont le produit inhibe spécifiquement la protéase 3CLpro des coronavirus. Le ritonavir est utilisé en combinaison pour ralentir la clairance hépatique du nirmatrelvir et ainsi augmenter sa biodisponibilité. Le traitement par le Paxlovid® possède une autorisation de mise sur le marché, et il est aujourd'hui recommandé en première intention dans le traitement de la Covid-19 chez les adultes à risque d'évolution vers une forme grave mais ne nécessitant pas d'oxygénothérapie. Il expose cependant à un risque important d'interactions médicamenteuses, et une adaptation des doses est nécessaire en cas d'insuffisance rénale. Un nouvel antiviral inhibiteur de la protéase du SARS-CoV-2 (S217622) vient également d'obtenir une autorisation de commercialisation de l'Agence japonaise du médicament, mais il n'est pas encore autorisé par les autorités européennes.

Viser la protéine Spike du SARS-CoV-2 à l'aide d'anticorps monoclonaux

Les traitements à base d'anticorps, produits par biotechnologie, visent à bloquer l'entrée du SARS-CoV-2 dans les cellules cibles. Plusieurs anticorps ou cocktails d'anticorps ont été développés, et trois traitements possèdent aujourd'hui une autorisation de mise sur le marché. XEVUDY (GSK) contient du sotrovimab, un anticorps monoclonal dirigé contre la protéine Spike du SARS-CoV-2. EVUSHELD (AstraZeneca) et RONAPREVE (Roche) contiennent respectivement les combinaisons d'anticorps monoclonaux tixagevimab/cilgavimab et casirivimab/imdevimab, ciblant des régions distinctes de la protéine Spike. Plusieurs études ont confirmé l'efficacité de ces anticorps monoclonaux pour le traitement curatif ou en traitement prophylactique post-exposition, mais cette efficacité est mise en péril par l'émergence de variants du SARS-CoV-2. Le variant Omicron et les sous-lignées qui en descendent sont porteurs de mutations au niveau de la Spike qui altèrent de manière significative l'activité des anticorps monoclonaux actuellement disponibles[58].

Un arsenal thérapeutique limité

Trois ans après le début de la pandémie, notre arsenal thérapeutique reste très mince. Si nous disposons aujourd'hui de solutions efficaces pour atténuer les symptômes et empêcher la progression de la maladie vers une forme plus grave, les approches plus spécifiques contre le virus restent en revanche encore peu nombreuses et leur efficacité limitée. En effet, grâce à l'amélioration des connaissances de la maladie Covid-19 et de sa progression, on sait que le *timing* d'utilisation des antiviraux est crucial, avec une fenêtre d'action relativement courte au début de la maladie. L'efficacité des traitements ciblant les déterminants viraux (inhibiteur de protéase, anticorps monoclonaux) est mise à mal par l'émergence de nouveaux variants du SARS-CoV-2. Leur nécessaire « mise à jour », extrêmement coûteuse en temps et en argent, semble assez vaine. Même si ce constat peut sembler un peu défaitiste, il y a des raisons d'espérer obtenir de nouveaux outils plus efficaces pour lutter contre le virus. La progression des connaissances sur la physiopathologie associée au SARS-CoV-2 et sur le virus lui-même, avec la caractérisation poussée des déterminants viraux et leurs interactions avec l'hôte, obtenues dans le cadre d'une recherche menée sur le long terme, permettra certainement le développement de nouvelles stratégies thérapeutiques plus efficaces.

La riposte vaccinale contre la Covid-19 : développement, évaluation et utilisation

JUDITH MUELLER

Professeur d'épidémiologie, École des hautes études en santé publique (EHESP), Paris, France

La riposte vaccinale contre la Covid-19 est inédite. Elle repose sur plusieurs caractéristiques majeures : un processus de développement vaccinal extrêmement raccourci, l'obtention « au premier coup » de vaccins hautement efficaces, l'achat et la distribution massive des doses vaccinales par les pays à haut revenu, l'évaluation rapide et intensive de l'efficacité et du profil de sécurité des vaccins et, *last but not least*, des stratégies vaccinales et leur mise en œuvre rapide à la quête de couvertures vaccinales élevées.

D'un côté, plusieurs de ces caractéristiques, notamment la rapidité avec laquelle les vaccins ont été disponibles, ont nourri des interrogations et des inquiétudes concernant la bienfaisance et la sécurité de la démarche, et ont même facilité l'émergence de polémiques. De l'autre, les futures approches en matière de riposte vaccinale face aux maladies émergentes seront marquées par cette expérience en 2020-2022. Il est donc important de revenir sur cet épisode, notamment sur les étapes de développement, d'évaluation et d'utilisation des vaccins contre la Covid-19.

Les différents types de vaccins anti-Covid-19

La très grande majorité des vaccins utilisés en médecine humaine jusqu'en 2020 repose sur différents principes, mais ils partagent presque tous le fait que les vaccins contiennent une partie ou l'intégralité du pathogène ciblé, que ce soit pour une bactérie ou un virus.

Ainsi, les vaccins « avant Covid-19 » peuvent contenir :

- le pathogène tué (inactivé, comme pour le vaccin injectable contre la poliomyélite ou contre la grippe) ;
- le pathogène vivant mais modifié par une évolution génétique contrôlée (vivant atténué, comme le vaccin oral contre la poliomyélite) ;
- une partie du pathogène, typiquement un élément qui permet au pathogène de s'attacher aux cellules du corps ou de développer sa virulence : par exemple la capsule (vaccins polysaccharidiques contre les pneumocoques) ou une protéine (vaccins protéiniques ou à protéine recombinée, comme les vaccins contre les papillomavirus humains ou certains vaccins contre la grippe).

Des exceptions notables existent, comme les vaccins contre la diphtérie et le tétanos, qui contiennent une substance produite par la bactérie qui provoque la maladie (toxine), en forme modifiée non dangereuse pour la santé (toxoïde).

Une autre exception, importante pour le développement des vaccins contre la Covid-19, est l'exemple du vaccin contre le virus Ebola. Utilisé en campagne en 2017 au Libéria, contre l'épidémie d'Ebola en Afrique de l'Ouest, le vaccin ERVEBO contient le code génétique (ADN) d'une protéine du virus Ebola, « attaché » au virus de stomatite vésiculaire (virus d'infection fréquente et banale, comparable au virus de l'herpès) vivant atténué. Ce virus de stomatite vésiculaire sert ainsi de « vecteur viral ». L'injection du vecteur viral comme vaccin provoque donc la production par les cellules du corps humain d'une certaine quantité de molécules protéiniques vaccinales Ebola (sans qu'une multiplication autonome puisse se produire), avec une réponse immunitaire orientée contre cette protéine. Comme pour d'autres vaccins, cette réponse consiste notamment en la production d'anticorps qui permettent au corps de contrôler une infection par le virus Ebola en cas de contamination. Ce vaccin est d'ailleurs aujourd'hui recommandé en France pour les soignants en cas de prise en charge de patients Ebola.

Le vaccin Astra Zeneca contre la Covid-19

Ce principe de vecteur viral a été identifié dès 2018 par l'OMS comme élément de démarche de recherche accélérée pour le développement rapide de vaccins contre d'éventuelles émergences de pathologies exceptionnelles comme le Nipah, le Zika ou de nouveaux pathogènes. Dans ce cadre, le groupe de recherche sur les vaccins à Oxford (Vaccine Research Group Oxford), impliqué dans l'initiative *WHO R&D Blueprint for Epidemics*, a pu développer en quelques semaines un premier vaccin contre la Covid-19, en « attachant » l'ADN de la protéine Spike du SARS-CoV-2 à un vecteur viral, dans ce cas un adénovirus pathogène chez les chimpanzés, mais non pathogène chez l'humain. Ce vaccin, produit par le laboratoire Astra Zeneca, fut ainsi le premier vaccin évalué et disponible à l'utilisation dès fin 2020.

Le vaccin à ARN messager

En parallèle, un autre principe vaccinal s'est vu propulsé par ce besoin de disposer rapidement d'un vaccin. La technologie ARN messager (ARNm) repose, comme beaucoup d'autres vaccins, sur le principe qu'une protéine isolée (sans le pathogène entier) peut provoquer une réponse immunitaire qui perdure et protège contre la maladie en cas d'infection ultérieure. La nouveauté dans cette démarche est que le vaccin ne contient qu'un code génétique dans sa forme transportable (ARN au lieu d'ADN), sans aucune partie du pathogène. Ce principe vaccinal (plateforme) était en 2019 déjà utilisé pour des vaccins vétérinaires. Des vaccins humains étaient en développement contre le virus Ebola et la grippe. Deux entreprises biotechnologiques étaient déjà avancées sur ce champ : BioNTech (Allemagne) et Moderna (USA).

Dès que la séquence génétique de la souche originelle SARS-CoV-2 de Wuhan a été publiée, début 2020, la recherche s'est concentrée sur comment rendre plus stable l'ARNm, qui se dégrade rapidement après injection dans le muscle. En effet, une présence de quelques heures dans le corps humain est nécessaire pour provoquer la production par les cellules du corps d'une quantité suffisante de molécules de la protéine Spike. La définition de la forme exacte de la protéine Spike ciblée et la mise au point des nanolipides vaccinaux (très petites molécules lipidiques capables d'être intégrées dans une cellule – mais pas dans le noyau) ont permis de finaliser le développement des vaccins ARNm contre la Covid-19.

Les atouts des vaccins à ARN messager

Tandis que la recherche sur ces vaccins ARNm évoluait lentement avant 2020 faute de financements pour les essais cliniques chez l'humain, les fonds conséquents mis à disposition par les gouvernements de plusieurs pays (États-Unis, Royaume-Uni, Union européenne) dans l'espoir de disposer le plus vite possible de vaccins contre la Covid-19, ont permis leur développement à grande vitesse.

Le choix des plateformes vecteurs viraux et ARNm pour les premiers vaccins contre la Covid-19 s'explique par plusieurs avantages : aucun besoin de culture à grande échelle d'un pathogène et composition chimique et biologique relativement simple. Ces deux éléments ont aussi permis la production rapide des millions de doses nécessaires pour les campagnes, mises à disposition par les laboratoires Pfizer et Moderna, qui ont en premier pris le risque et saisi l'opportunité pour ces produits.

Un autre avantage repose sur la facilité de la mise à jour des vaccins ARNm, par le simple ajout d'une deuxième séquence génétique pour cibler des souches virales plus récentes. Ainsi, les vaccins ARNm contre la Covid-19 actuellement utilisés ciblent non seulement la protéine Spike de la souche de Wuhan, mais aussi celle du variant Omicron.

Des vaccins reposant sur des principes vaccinaux plus anciens (virus inactivé ou à protéine recombinée) ont connu un développement bien plus lent. Il est en effet beaucoup plus difficile de développer un vaccin à partir de la culture du pathogène. De plus, leur évaluation clinique chez l'humain a eu lieu pendant une période durant laquelle les premiers vaccins étaient déjà disponibles. Des exceptions existent cependant avec avec ceux développés en Chine et Russie, qui ont été disponibles dès 2021. La publication de données probantes relatives à l'efficacité de ces vaccins a été plus lente et des évaluations complémentaires sont toujours en cours au moment où ce texte est écrit.

Essais cliniques, évaluation et autorisation des vaccins dans un temps record

Après les premiers tests de tolérance chez des individus volontaires, la recherche clinique dans les phases II et III (phases pendant lesquelles le vaccin est testé dans des groupes de centaines, voire de milliers de personnes) repose sur le principe de comparaison entre deux groupes : les vaccinés et les non-vaccinés. L'efficacité et la sécurité du vaccin sont estimées par comparaison avec la fréquence de la maladie Covid-19 et d'événements indésirables dans le groupe contrôle non vacciné. Ces études comparatives peuvent être menées rapidement si la fréquence de la maladie est élevée dans la population ciblée pour la vaccination et si un grand nombre de participants volontaires à la randomisation (attribution aléatoire au groupe vacciné ou non vacciné) peut être identifié. En 2020, lors des vagues épidémiques successives entre hémisphères Nord et Sud, une collaboration étroite internationale regroupant les secteurs public et privé a permis de mener les essais cliniques essentiels pour l'autorisation des vaccins.

L'évaluation du vaccin et son autorisation par les agences de sécurité des médicaments nationales et internationales (ANSM, EMA, FDA), mais aussi la préqualification par l'OMS, sont des phases importantes entre le développement clinique (phases I à II) et l'utilisation d'un vaccin. Pendant cette évaluation, toutes les données exigées (notamment sur l'efficacité et la sécurité du vaccin) doivent être fournies dans un dossier, étudiées et interrogées de façon méticuleuse, avec plusieurs allers-retours entre agences et laboratoires. En temps normal, les laboratoires attendent d'avoir rassemblé toutes les données, et la phase d'évaluation peut prendre plusieurs années. Pour les vaccins contre la Covid-19, les agences du médicament ont mis au point un système de revue tournante (*rolling review*), qui consiste à recevoir et à évaluer les données cliniques dès qu'elles sont disponibles, et d'exiger des données complémentaires en continu. Cette démarche exceptionnelle a permis de raccourcir le temps d'évaluation réglementaire des vaccins de plusieurs années à celui de la durée des études cliniques essentiellement.

Premiers enseignements

Les plateformes ARNm sont aujourd'hui une base importante pour la recherche de nouveaux vaccins, notamment contre la grippe saisonnière, mais aussi contre Zika, Ebola ou la rage. Elles seront sans doute le point de départ pour une riposte vaccinale lors de futures émergences de pathogènes. Le principe de *rolling review* – très exigeant sur le plan des ressources humaines – a également fait ses preuves et pourra être mobilisé à nouveau en temps de crise.

Les essais cliniques des vaccins à vecteur viral et ARNm contre la Covid-19 ont permis de démontrer, en quelques mois, voire quelques semaines, que ces vaccins protègent de façon efficace contre la maladie (>80 % des cas évités) et ne provoquent pas d'effets indésirables sévères, fréquents ou rares

(>1 événement sur 10 000). Ceci a permis de recommander l'utilisation des vaccins notamment pour protéger les populations les plus menacées par la Covid-19, à savoir les personnes les plus à risque de formes sévères (âgées ou avec des comorbidités) ainsi que les professionnels de santé, plus à risque d'être exposés à l'infection. Pour une utilisation plus étendue du vaccin, il était crucial d'obtenir des informations complémentaires, qui ne peuvent pas être évaluées en essai clinique : l'impact du vaccin sur la circulation du pathogène dans la population, la durée de la protection contre la maladie et l'infection et le risque d'effets indésirables très rares (<1 événement sur 10 000). Pour cela, des études en vie réelle étaient nécessaires ; elles consistent à observer un groupe de plusieurs centaines, voire de millions de personnes, dont certaines sont vaccinées et d'autres non.

Suivi et caractérisation des effets indésirables

Dès fin 2020, les systèmes de pharmacovigilance nationaux ont collaboré par un partage de données et de travail réglementaire, ainsi que par l'investigation de signaux d'effets indésirables. C'est ainsi que les effets indésirables très rares des vaccins contre la Covid-19 ont été identifiés : la thrombose thrombocytopénique pour le vaccin à vecteur viral (qui a été par la suite réservé aux personnes très à risque de Covid-19 sévère et qui n'est plus utilisé aujourd'hui) et la myo-péricardite liée aux vaccins ARNm (événements relativement bénins n'empêchant pas l'utilisation de ces vaccins, compte tenu du risque de myocardite bien plus élevé lié à la Covid-19 elle-même).

Deux pays notamment ont lancé des programmes d'études épidémiologiques à large échelle : l'Angleterre sur le vaccin vecteur viral, et Israël sur le vaccin ARNm BioNtech. À l'aide de registres de santé nationaux et de bases de données de consommation de soins, ces études ont fourni au cours de l'année 2021 les données essentielles pour la mise au point des stratégies vaccinales.

Stratégie vaccinale

La formulation de la stratégie vaccinale (c'est-à-dire la définition des tranches d'âge ciblées et le nombre de doses) nécessitait d'évaluer dans quelle mesure la vaccination contre la Covid-19 protégeait contre l'infection, y compris lors des épisodes d'infection sans symptôme de maladie pendant lesquels l'individu est susceptible de transmettre le virus à son entourage. Pour atteindre ce niveau de protection, une vaccination à cible élargie semblait appropriée, y compris auprès des personnes peu à risque de Covid-19 sévère, comme les adolescents et les enfants. Lors des premiers essais cliniques, aucune distinction n'était faite entre efficacité vaccinale contre la maladie et l'infection. Cette information n'était donc pas disponible pour les premières modélisations de stratégies vaccinales. Début 2021, les premières études dans les populations anglaise et israélienne ont suggéré un effet protecteur important du vaccin contre l'infection, ce qui faisait pencher vers le choix d'une vaccination à cible élargie, afin de mettre fin à l'épidémie par une interruption de la circulation virale. Ces données étaient limitées par des difficultés méthodologiques en l'absence d'études avec dépistage systématique, c'est-à-dire de tests réalisés même sans symptôme. De plus, à partir de l'été 2021, les études épidémiologiques suggéraient que cette protection contre l'infection ne persistait que pendant trois mois environ (ce phénomène de protection contre une infection, restreinte à une période initiale, est connu chez le vaccin polio inactivé). L'objectif d'éliminer la Covid-19 par vaccination devenait ainsi de plus en plus irréaliste. Finalement, à partir de décembre 2022, la vague liée au variant Omicron a fini par infecter une grande partie de la population en France et au niveau international. Grâce à une bonne couverture vaccinale avec deux doses *a minima* pour la majorité de la population française, le nombre de formes sévères et de décès est resté limité pendant cette nouvelle vague dans l'Hexagone. Au total, on estime que la vaccination contre la Covid-19 en Europe, qui a été suivie par plus de 80 % des personnes, a évité au moins 1,5 million de décès en 2021, tout en permettant aux populations de s'affranchir quelque peu des mesures de distanciation physique et sociale.

Si cette riposte vaccinale contre la Covid-19 a été un succès, elle a aussi mis en exergue deux défis qui restent à relever pour une meilleure préparation aux épidémies à l'avenir. Premièrement, les fortes couvertures vaccinales ont été obtenues au prix de politiques très contraignantes pour l'individu, ce qui a créé, ou au moins renforcé, des polémiques sociétales importantes. Les recherches menées sur l'acceptation vaccinale ont notamment mis en évidence une relation inversement proportionnelle entre taux de vaccination et niveau de précarité, voire de confiance dans le gouvernement. De futures campagnes de riposte vaccinale devront être repensées pour éviter ces inégalités. Deuxièmement, l'accès à la vaccination contre la Covid-19 a été inégal au niveau mondial, et ce, malgré les efforts de l'initiative COVAX menée par l'OMS et l'Unicef, avec des partenaires comme l'alliance internationale Gavi (*Global Alliance for Vaccines and Immunization*). Il sera ainsi important de développer des mécanismes efficaces pour attribuer les doses vaccinales selon l'impact attendu dans chaque population, et de favoriser le développement des capacités de production et de distribution des vaccins dans les pays à moyen et faible revenu.

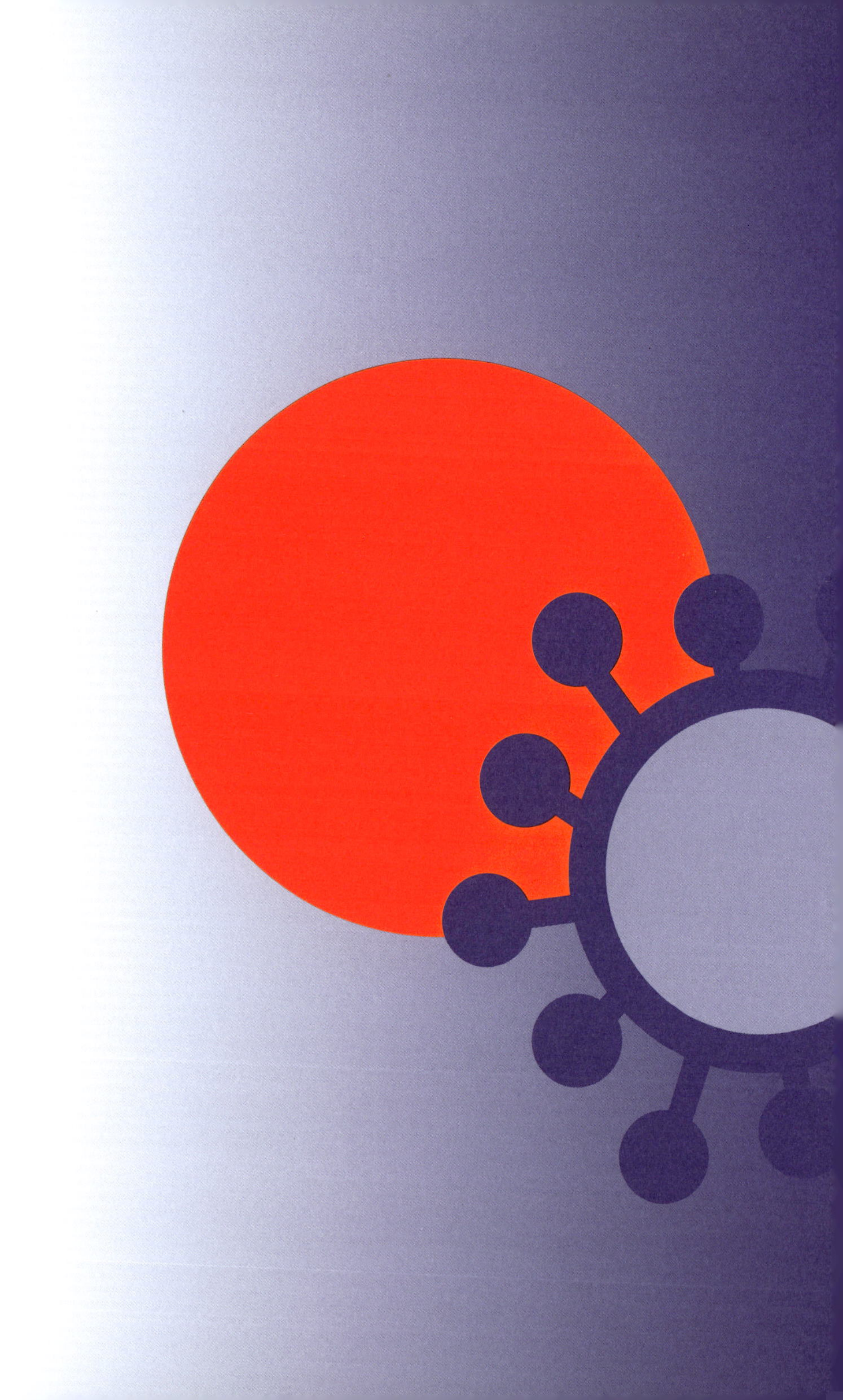

4. Épidémiologie. Suivre la dynamique des infections

Suivre au plus près l'évolution du nombre de cas de Covid-19 au cours du temps sur un territoire donné ? Un enjeu de taille afin de prendre le virus de vitesse et espérer pouvoir mettre en place des dispositifs adaptés et efficaces pour limiter l'expansion de l'épidémie. Une grande diversité de recherches scientifiques ont ainsi été lancées en parallèle pour comprendre la dynamique de l'infection et de sa transmission. Des travaux de modélisation mathématique ont notamment offert des outils précieux pour mieux comprendre comment l'infection se propageait au sein des populations. Sur un autre registre, l'élaboration et la mise à disposition des tests PCR et antigéniques ont, elles aussi, joué un rôle déterminant pour circonscrire les foyers épidémiques et contribuer à endiguer l'épidémie. Enfin, le suivi environnemental de l'épidémie via les eaux usées s'est révélé être une approche très efficace pour détecter la résurgence de la maladie localement et doter les pouvoirs publics de premiers outils d'aide à la décision pour mettre en place des actions préventives efficaces et au bon moment.

Principes de la modélisation épidémiologique

VINCENT CALVEZ

Directeur de recherche CNRS, Laboratoire de mathématiques de Bretagne-Atlantique (LMBA), CNRS, Université de Bretagne occidentale, Université Bretagne Sud, Brest, France

Les dynamiques épidémiques font l'objet de travaux de modélisation de la part des scientifiques depuis plusieurs siècles. On entend ici par modélisation une mise en équations du problème, qui reflète, avec plus ou moins de réalisme et de précision la circulation du virus dans une population, selon une démarche scientifique appropriée. Avant d'entrer dans le vif du sujet, il est important de rappeler qu'un modèle épidémique quel qu'il soit, comme tout modèle mathématique pour les sciences du vivant, n'est qu'un reflet très grossier de la réalité. En particulier, le préliminaire à toute modélisation consiste à définir un jeu d'hypothèses qui délimitent un cadre de travail d'où seront issues des déductions rationnelles (par le calcul analytique ou la simulation numérique). Le modèle ne dit rien au-delà de ce périmètre restreint. Par exemple, il existe des conclusions en population homogène (hypothèse où tous les individus sont égaux face à la propagation du virus), qui sont différentes si la population est structurée en catégories (d'âge, d'activité, de lieu, etc.). Pour dépasser ce premier périmètre, on peut soit enrichir le modèle de nouvelles hypothèses, au risque de le rendre rapidement très complexe, soit extrapoler les conclusions, en étant bien conscient des limites de la modélisation.

Parti pris: exemples de mise en équations

Différents aspects de la modélisation mathématique sont présentés ci-dessous, dont les équations du modèle le plus simple, avec certains calculs afférents. **Le texte peut être lu sans tenir compte de ces équations**. Cependant, il nous a semblé intéressant de montrer des éléments issus du langage mathématique qui sont au cœur de la modélisation en épidémiologie.

Un premier modèle simple(iste)

L'un des atouts de l'épidémiologie mathématique est que des modèles simples donnent des conclusions très pertinentes et intéressantes pour l'aide à la décision. Par « simple », on entend ici qu'il y a peu d'équations et surtout peu de paramètres qui entrent en jeu. Commençons par ce qui est peut-être le modèle le plus évident. Il met en équation une variable unique : le nombre de nouvelles contaminations par jour (on pourrait prendre une autre unité de temps – l'heure, la semaine, etc. –, c'est un choix de modélisation).

Ces nouvelles contaminations quotidiennes s'apparentent à un flux, dans le sens où l'on pourrait le comparer à une baignoire qui se remplit au fur et à mesure des nouvelles infections et qui se vide lorsque les personnes cessent d'être infectieuses. Nous allons noter $I(j)$ le nombre de personnes infectées (au jour j), c'est le niveau de la baignoire. Une première hypothèse, très simple, est que le flux de nouveaux infectés au jour j, noté $F(j)$, est proportionnel au niveau de la baignoire de la veille $I(j-1)$. On peut noter b cette proportion (c'est notre premier *paramètre*). On obtient alors, par hypothèse de proportionnalité :

$$F(j) = b(j-1).$$

Mais ce n'est pas tout ! Le niveau de personnes infectées à un jour j, $I(j)$, dépend évidemment des flux passés qui ont rempli la baignoire les jours précédents, $F(j')$, $j'<j$, et du nombre de jours où les personnes restent infectieuses (en moyenne). L'hypothèse qui suit est une étape clé de la modélisation. On suppose que chaque jour, la baignoire se vide d'une fraction p (par exemple : $p = 20\,\%$). Cela correspond à un temps moyen de $1/p$ jour avec un statut infectieux dans le modèle (ex : $1/p = 5$ jours). Cela donne une seconde relation, entre I et F, sous forme d'un livre de comptes : le nombre de personnes infectées est la somme des nouvelles contaminations cumulées dans les jours qui précèdent, en tenant compte que la probabilité d'être encore infectieux passé J jours est $(1-p)^J$ (80 % après le premier jour, 64 % après le deuxième jour, etc.).

Le coefficient multiplicateur

Cette seconde relation entre le niveau de la baignoire et les flux passés, compte tenu de l'amortissement, s'écrit ainsi :

$$I(j) = F(j) + (1-p)\,F(j-1) + (1-p)^2\,F(j-2) + (1-p)^3\,F(j-3) + \ldots$$

Bien sûr, on ne peut pas remonter le temps éternellement, et il y a bien un jour où l'infection a débuté. Nous aborderons la question de la modélisation de l'émergence d'une épidémie plus bas.

Ce premier modèle peut être vu comme un modèle où le virus circule dans la population à un niveau déjà relativement élevé, avec des courbes épidémiques qui suivent une progression exponentielle. Mathématiquement, quel est le niveau de la progression en fonction des deux paramètres du modèle, l'infectiosité b et la perte du statut infectieux p ? Cette question peut se résoudre en considérant que la progression de l'épidémie est donnée par une loi puissance (ou suite géométrique), de raison q : $F(j) = q^j$. Autrement dit, il y a une multiplication par q du nombre de gens nouvellement infectés chaque jour. En exprimant cette suite géométrique dans les deux relations ci-dessus et en simplifiant par $q^{(j-1)}$, on obtient l'équation suivante :

$$q = b + b(1-p)/q + b(1-p)^2/q^2 + b(1-p)^3/q^3 + \ldots$$

Les sommes de suites géométriques sont connues. Celle-ci est de raison $(1-p)/q$, la combinaison de l'amortissement p et du taux à laquelle le virus progresse q. Ces calculs permettent de déterminer la valeur de q comme suit :

$$q = 1 + (b-p).$$

Ainsi, le facteur q est la raison de la suite géométrique, c'est-à-dire le coefficient multiplicateur journalier. L'épidémie a une croissance exponentielle lorsque q est supérieur à 1, sous la condition simple $b>p$, c'est-à-dire que la baignoire se remplit (b) plus vite qu'elle ne se vide (p).

Le coefficient R_0

Il existe un autre point de vue, qui prend cette fois les individus comme référence de la modélisation, plutôt que de mettre en équation les flux de nouveaux infectés. C'est ce qui conduit au fameux coefficient R_0, signature d'une épidémie en croissance ($R_0>1$), en déclin ($R_0<1$), ou stabilisée ($R_0 \approx 1$). Pour cela, on se place du point de vue d'un individu infecté et on calcule le nombre moyen d'individus infectés par celui-ci au cours de sa période infectieuse (les infections que l'on qualifie de « secondaires »). Chaque individu infectieux transmet la maladie à b individus par jour en moyenne. Pour savoir combien d'individus seront infectés au cours de sa période infectieuse, il faut compter les infections secondaires jour après jour, en tenant compte de la probabilité d'être encore infectieux après un délai de J jours, $(1-p)^J$. On trouve une expression similaire à celle du paragraphe précédent :

$$R_0 = b + b(1-p) + b(1-p)^2 + b(1-p)^3 + \ldots = b/p.$$

Il y a une interprétation immédiate à ce résultat : R_0 est le produit du nombre d'infections quotidiennes dues à un individu infecté (b) multiplié par la durée moyenne de la période infectieuse ($1/p$). On retrouve le fait établi précédemment, c'est-à-dire que l'épidémie est en croissance sous la condition $b>p$. Cependant, il est important de garder en tête que q (le facteur multiplicateur) et R_0 (le nombre moyen d'infections secondaires) sont des nombres différents, représentant des choses différentes. Le coefficient R_0 est souvent mis en avant, mais c'est véritablement le coefficient multiplicateur q qui est pertinent pour estimer la dynamique temporelle d'une épidémie.

Les limites évidentes de ce modèle très simple

Comme tout modèle mathématique, cette première approche présente des avantages et des inconvénients. L'avantage majeur est bien sûr sa simplicité : seulement deux paramètres, des formules explicites, que ce soit pour le coefficient multiplicateur et pour le R_0, une interprétation aisée des résultats. Les inconvénients sont nombreux et de natures multiples. Nous en distinguerons deux types : la nature mathématique du modèle qui en contraint le régime de validité et la nature des hypothèses biologiques ou sociologiques sous-jacentes.

Quelles que soient les hypothèses sous-jacentes à la modélisation de la circulation du virus au sein d'une population, intrinsèquement, ce premier modèle ne peut décrire qu'une phase de croissance exponentielle. Cela correspond à une phase intermédiaire de la dynamique épidémique, et il faut des modèles de natures différentes pour modéliser d'une part les toutes premières phases de la dynamique (l'émergence de l'épidémie à partir de quelques cas isolés), et d'autre part la circulation massive du virus, lorsque la part dans la population d'individus immunisés à la suite de l'infection est importante. Nous verrons dans les deux paragraphes ci-dessous d'autres types de modèles (respectivement stochastiques et non linéaires) qui permettent de mettre en équations ces deux phases qui entourent la phase intermédiaire de croissance exponentielle.

Même si la simplicité peut être vue comme un avantage, n'oublions pas qu'un modèle mathématique doit aussi prendre en compte les connaissances disponibles à un temps *t*, ce qui conduit à des hypothèses plus réalistes pour un modèle plus riche (plus de paramètres, une analyse plus ambitieuse, des formules plus compliquées le cas échéant). Nous brosserons rapidement ci-dessous quelques scénarios propres à la modélisation de l'épidémie de Covid-19.

Modèles stochastiques d'émergence : introduire du hasard dans le modèle

Les modèles mathématiques sont avant tout une opération de pensée. Imaginons le cas d'un individu isolé, seul porteur du virus dans sa région. Si par hasard cet individu n'infecte personne, alors le virus ne pourra pas se propager. Mais si cet individu contamine d'autres personnes, alors le virus aura d'autant plus de risques de se propager au sein de la population.

Le modèle simple décrit précédemment correspond à un raisonnement « moyen » : en moyenne, chaque individu infectieux en contamine « tant » au cours de sa période infectieuse. Dans les modèles mathématiques appelés « stochastiques », on tient compte aussi du hasard, si bien qu'un individu en particulier peut contaminer plus ou moins d'individus avec certaines probabilités. Dans le cas de la modélisation en épidémiologie, le hasard peut entraîner des conséquences importantes, comme le montre l'exemple d'un individu isolé aux toutes premières phases de la circulation. Si celui-là n'infecte personne, ou bien si les quelques personnes qu'il a lui-même infectées ne contaminent personne à leur tour, alors l'épidémie s'arrête, tout simplement.

Le modèle stochastique le plus simple dans ce contexte de modélisation de l'émergence d'une épidémie à partir d'un petit nombre de cas est le modèle de Galton-Watson (initialement proposé pour suivre la destinée des noms de famille aristocratiques). Le coefficient R_0 s'interprète alors comme la moyenne du nombre d'individus infectés par un individu donné. Mais ce nombre ne présage pas de la variabilité (zéro, un ou plusieurs) de la contamination d'autres individus. Cette variabilité individuelle génère en réalité une immense fluctuation dans le processus, étant donné que la circulation du virus peut être stoppée net, par hasard, ou alors une épidémie peut émerger, par hasard, à condition bien sûr d'avoir un $R_0>1$.

On sait calculer la probabilité d'émergence d'une épidémie (lorsque $R_0>1$). Dans le cas d'une émergence, alors le modèle simple qui raisonne en moyenne peut prendre le relais pour décrire la phase de croissance exponentielle de l'épidémie, une fois dépassées les fluctuations initiales dans le nombre d'infectés.

Un modèle pour comprendre l'essoufflement de l'épidémie

Le premier modèle simple présuppose que le nombre moyen d'individus infectés par un individu donné est constant au cours de l'épidémie, ce qui ne résiste pas au bon sens. Lorsque le virus circule massivement dans la population, un individu infectieux peut être entouré de gens immunisés et donc contaminer relativement moins de personnes. Pour tenir compte de ce phénomène, il faut mettre en équation la part de la population encore susceptible d'être infectée et celle qui est immunisée car ayant déjà été exposée au virus.

Le modèle le plus simple est appelé modèle SIR (de l'anglais *Susceptible / Infectious / Recovered*). C'est un modèle à compartiments, suivant le même schéma que les baignoires qui se remplissent et se vident. Dans ce modèle, la baignoire « S » se vide progressivement à mesure que les individus sont infectés, et ne sont donc plus susceptibles de l'être. La baignoire « I » se remplit sur le principe des vases communicants, mais elle se vide progressivement lorsque les individus ne sont plus infectieux. La baignoire « R » se remplit alors avec les individus qui ne sont ni susceptibles d'être contaminés, ni infectieux.

Il y a deux quantités particulièrement intéressantes à calculer pour le modèle SIR : le coefficient multiplicateur dans les toutes premières phases de la dynamique (en suivant le même raisonnement que précédemment, tandis que le nombre d'individus susceptibles d'être infectés n'est pas encore impacté par la progression de l'épidémie), et la part totale de la population qui a été exposée au virus tout au long de l'épidémie, une fois que celle-ci s'achève, en même temps que la ressource d'individus susceptibles d'être contaminés s'épuise. L'équation qui définit cette part cumulée d'individus infectés peut être mise en relation avec celle qui régit la probabilité d'émergence d'une épidémie : plus la probabilité d'émergence est forte, plus la part d'individus exposés en fin d'épidémie est grande.

On peut définir un coefficient R_0 effectif au cours de l'épidémie. Il coïncide avec le coefficient R_0 de la phase de croissance exponentielle, au tout début de la dynamique du modèle, mais il s'amenuise au fur et à mesure que la ressource d'individus susceptibles d'être infectés s'épuise. Néanmoins, l'épidémie se poursuit alors même que le R_0 est inférieur à 1, tant qu'il reste un grand nombre d'individus infectieux au sein de la population. S'ensuit une période d'inertie au cours de laquelle des individus continuent d'être infectés, mais où l'épidémie s'amortit jusqu'à s'éteindre progressivement.

Vers des modèles plus réalistes

Maintenant que les bases de la modélisation épidémique sont posées, on peut envisager d'enrichir ces modèles avec des hypothèses plus satisfaisantes. Il n'est pas ici question de détailler chaque hypothèse ou combinaison d'hypothèses, mais de faire la liste des plus usitées :

- description plus fine de l'infection d'un individu (période fixe ou variable, période d'incubation au sein d'un compartiment pré-infectieux, formes plus ou moins sévères de la maladie, d'asymptomatique à critique) ;
- prise en compte de l'hétérogénéité de la population (hétérogénéité spatiale, différences selon les classes d'âge) ;
- structure des contacts au sein de la population (foyers, écoles, activités professionnelles, etc.) ;
- émergence de nouveaux variants soumis à un certain degré d'immunité croisée.

Toutes ces hypothèses peuvent contribuer à enrichir le modèle, mais il faut garder en tête qu'un modèle trop riche peut être difficile, voire impossible à calibrer en l'absence d'informations suffisantes, surtout aux tous premiers stades de l'épidémie, lorsque les données sont encore parcellaires.

Un outil de santé publique

Il convient également de modéliser correctement les paramètres d'observation de suivi d'une épidémie, en particulier les données de veille sanitaire, d'admission dans les hôpitaux, etc. Ces paramètres sont dépendants de la sévérité de la maladie et de ses symptômes, mais aussi du système de santé publique qui accueille les malades et recueille les données. Cette composante de la modélisation est cruciale, car elle permet de calibrer le niveau de circulation du virus dans la population et de suivre la dynamique épidémique avec une meilleure précision.

Pour conclure, citons quelques applications de ces modèles en matière de santé publique. Ils peuvent permettre de construire des scénarios de dynamique épidémique, à horizon de quelques jours ou de quelques semaines, avec un certain degré de confiance (l'incertitude liée aux prédictions des modèles faisant également partie du travail de modélisation). Ces scénarios peuvent servir de base à la prise de décision, comme cela a été le cas pour l'épidémie de Covid-19. Bien entendu, ils sont sans cesse remis en question par l'accumulation de nouvelles données qui permettent de mieux calibrer les modèles, mais également par l'intervention des pouvoirs publics qui modifie les conditions de circulation du virus (quarantaine, réorganisation du travail et du temps scolaire, couvre-feu, confinement, etc.). Néanmoins, ces scénarios ont une valeur importante à partir du moment où ils sont réalisés en suivant une démarche scientifique claire. Dans un autre registre, les modèles peuvent également être mis en pratique pour définir des campagnes de vaccination les plus efficaces possibles. Ils peuvent également servir, rétrospectivement, à analyser des épidémies passées et à étudier les différents moyens d'action qui auraient pu être mis en œuvre.

Des tests PCR et antigéniques pour le suivi de l'épidémie

FRANÇOIS BLANQUART

Chargé de recherche CNRS, Centre interdisciplinaire de recherche en biologie (CIRB), CNRS Inserm, Collège de France, Paris, France

La découverte puis la publication de la séquence génétique de SARS-CoV-2, le 10 janvier 2020, ont mené au développement d'un test pour détecter les infections par ce virus grâce à la technique de *Polymerase Chain Reaction* (PCR). La PCR détecte la présence de matériel génétique de SARS-CoV-2 dans un prélèvement (par exemple un prélèvement nasopharyngé) notamment en amplifiant une courte séquence d'ADN spécifique de ce virus. Des tests antigéniques rapides ont ensuite été développés et approuvés dès l'été 2020. Ces tests détectent la présence des antigènes, les molécules de surface du virus reconnues par le système immunitaire humain. Mais à quoi ces tests de détection de SARS-CoV-2 ont-ils servi concrètement au cours de l'épidémie ?

Des tests pour mieux connaître la progression de l'épidémie

Au début de l'année 2020, alors que la pandémie de Covid-19 s'étend à travers le monde, il est crucial de déterminer rapidement la gravité de la maladie. Quelle fraction des individus infectés par le SARS-CoV-2 est hospitalisée ? Et quelle proportion des malades décède ? Pour estimer ces taux d'hospitalisation et de létalité, il est absolument nécessaire de savoir précisément combien de personnes sont infectées. Mais les tests sont encore peu disponibles, et la majeure partie de l'épidémie reste cachée. Néanmoins, dans quelques situations exceptionnelles, de petites épidémies ont pu être très finement caractérisées. L'épidémie qui s'est déclarée sur le paquebot de croisière *Diamond Princess*, mis en quarantaine début février 2020, a créé des conditions « parfaites » d'analyse dans lesquelles tous les passagers étaient testés et où toutes les infections étaient donc identifiées. L'étude de cette épidémie a permis de déduire quelle fraction des individus infectés par ce nouveau virus était hospitalisée, et décédait, en fonction de leur âge. Nous avons ainsi pu en apprendre davantage sur la maladie et anticiper les mesures de contrôle nécessaires pour lutter contre la propagation de l'épidémie.

Dans un deuxième temps, les tests ont été importants pour suivre la courbe épidémique. Dans la phase dite exponentielle de l'épidémie, toutes les quantités observables croissent exponentiellement au cours du temps : le nombre de cas détectés, de personnes hospitalisées et de décès. En février 2020, toutes ces quantités doublaient ainsi tous les cinq à sept jours, dans de nombreux pays européens. Bien que les dynamiques du nombre de cas détectés au début de l'épidémie aient pu être affectées par la disponibilité croissante des tests, elles fournissent néanmoins un indicateur précoce des infections. Les décès journaliers ont en effet un « retard » de vingt à trente jours sur les infections, tandis que le décalage avec les tests n'est que de sept à dix jours. Le revirement de l'incidence de l'épidémie suite à des mesures drastiques comme un confinement est donc détectable en premier par la baisse du nombre de cas.

Une fois le taux de létalité de SARS-CoV-2 connu, les épidémiologistes ont alors pu dérouler toute la chaîne des manifestations de l'épidémie dès le printemps 2020. Sachant le nombre de décès, quel a été le nombre d'infections réelles quelques semaines auparavant ? Sachant le nombre de tests positifs enregistrés chaque jour, quelle fraction des infections était détectée ? Ces calculs ont été faits dans de nombreux pays grâce au suivi des cas et des décès hebdomadaires enregistrés lors de la « première vague », début 2020. Ces analyses ont révélé que la grande majorité des pays détectait moins de 20 % des infections début mai 2020, malgré des capacités de tests (nombre de tests journaliers par habitant) croissantes. Elles ont aussi mis en évidence une bonne corrélation dans les différentes régions du monde entre la fraction d'infections détectées et la capacité de tests, et des phénomènes de saturation des capacités de tests lorsque l'épidémie atteignait une taille considérable, comme dans l'État de New York.

En résumé, dès le début 2020, nous avions une bonne connaissance de l'épidémie, de sa dangerosité et de sa progression grâce aux tests et en particulier à l'étude détaillée d'un petit nombre de situations où les individus étaient systématiquement testés. Une très faible fraction (quelques pourcents) de la population avait été infectée et des mesures de contrôle fortes étaient nécessaires pour empêcher le débordement des hôpitaux.

À partir de mai 2020, le Royaume-Uni a lancé des campagnes de tests aléatoires pour surveiller la propagation de l'épidémie au moment de la levée du confinement. Ces tests doivent être déployés à grande échelle car, à un instant *t*, seul un petit pourcentage de la population est susceptible d'être infecté. Cette méthode a l'énorme avantage de donner une estimation non biaisée de l'incidence, contrairement aux tests en ville ou à l'hôpital, qui se concentrent sur les individus symptomatiques ou cas contacts qui ont de plus grandes chances d'être infectés. Lors de plusieurs campagnes de tests menées entre mai et septembre 2020, des millions d'écouvillons ont ainsi été envoyés à la population britannique. Les près de 596 000 retournés ont permis de suivre précisément la progression de l'épidémie. La résurgence de l'épidémie d'automne 2020 a notamment été anticipée par un triplement de la fraction d'écouvillons positifs entre fin juillet et fin août 2020, avec notamment une prévalence six fois plus élevée chez les 18-24 ans que chez les personnes de 65 ans et plus.

Des tests pour contrôler l'épidémie

L'épidémie de SARS-CoV-2 est difficile à contrôler. Le nombre de reproduction de base du virus, c'est-à-dire le nombre d'infections secondaires générées par chaque individu infecté dans la phase initiale de l'épidémie, est estimé de 2 à 4. Cela signifie qu'il faut empêcher une grande fraction de ces transmissions dès de départ pour que l'épidémie reflue. Par ailleurs, des études épidémiologiques précoces en Chine ont montré que près de la moitié des transmissions se produit dans la période présymptomatique, quand l'individu ne sait probablement pas encore, qu'il ou elle est infecté. Une fois que l'épidémie circule largement dans la communauté, une stratégie de détection (par test) et d'isolement des cas positifs n'est donc absolument pas efficace pour diminuer la transmission. En effet, une part beaucoup trop faible des individus est testée et détectée, et l'isolement intervient trop tard, typiquement après l'apparition des symptômes.

Mais comment utiliser les tests plus intelligemment pour contrôler l'épidémie ? Une première solution est que les personnes se testent de façon régulière. Cette stratégie a notamment été utilisée parmi les professionnels médicaux ou les personnels de maisons de retraite, ou encore les sportifs de haut niveau, comme les basketteurs de la NBA. Plusieurs études ont montré qu'en théorie, cette stratégie était efficace pour détecter une bonne fraction des infections, pourvu que les tests soient réalisés fréquemment (par exemple tous les deux jours) et que les résultats des tests soient connus rapidement. Elle a donc été plus efficace grâce aux autotests antigéniques rapides. De façon remarquable, l'efficacité de cette stratégie dépend finalement assez peu de la sensibilité du test, c'est-à-dire de sa capacité à détecter de façon infaillible les infections. Les tests PCR et antigéniques sont imparfaits : une partie des résultats donne des faux négatifs. La sensibilité des tests PCR est faible au début de la maladie ; quatre jours après l'infection, lorsque la quantité de virus dans le nasopharynx est maximale, elle atteint néanmoins près de 80 % (ce qui signifie qu'il y a encore 20 % de faux négatifs), puis elle diminue et n'est plus que de 50 % dix jours après l'infection. La répétition régulière des tests assure la détection des infections malgré le caractère lacunaire de ces tests.

Une autre approche consiste à rechercher et à tester tous les contacts des individus infectés. Il s'agit ici de prendre de vitesse l'épidémie en détectant le plus précocement possible les personnes infectées. Lorsqu'un individu infecté est détecté, il indique les personnes avec qui il a été en contact lors des jours précédents. Celles-ci sont invitées à leur tour à se faire tester, et ainsi de suite. Cette stratégie de traçage des contacts peut se faire « manuellement », mais c'est très difficile en pratique dans le cadre d'une épidémie généralisée comme celle de SARS-CoV-2 où des dizaines, voire des centaines de milliers de cas sont détectés chaque jour. Afin de pallier cette difficulté, il a été proposé une application enregistrant les contacts entre deux individus disposant tous deux de l'application afin de notifier, rapidement et en masse, les cas contacts. Ainsi, l'application de la NHS (l'équivalent de la sécurité sociale au Royaume-Uni), déployée en automne 2020, a averti des millions de cas contacts qu'ils étaient possiblement infectés. De fait, la probabilité d'infection chez ces cas contacts était aussi forte (6 %) que pour les cas identifiés par traçage de contacts manuel. Ce système a permis d'éviter des centaines de milliers de cas et donc des milliers de décès.

Enfin, une dernière stratégie a été imaginée pour contrôler l'épidémie : les tests en masse. En Slovaquie, les deux tiers de la population ont été testés sur un week-end pour tenter de contrer la résurgence de l'épidémie, les 31 octobre et 1er novembre 2020. Environ 1 % des 3 625 millions de tests antigéniques déployés étaient positifs. Malheureusement, ce type de stratégie est peu efficace pour contrôler l'épidémie. Lorsqu'elle est en phase de croissance, la plupart des individus ont été infectés récemment et donc sont peu détectables. C'est un phénomène bien connu en démographie, qui découle des mêmes raisons pour lesquelles les populations en croissance sont très jeunes, tandis que les populations en déclin comptent beaucoup de personnes âgées. Les infections récentes sont difficiles à détecter (la sensibilité des tests est faible), ce qui fait qu'un grand nombre d'entre elles passe entre les mailles du filet de ces campagnes de tests massives.

Des données complémentaires sur l'infection

Les tests PCR donnent également des informations plus subtiles sur l'épidémie. Pour les extraire, il est souvent nécessaire de développer des modèles mathématiques qui permettent de formaliser rigoureusement nos connaissances sur le comportement du système.

Les tests PCR donnent non seulement un résultat binaire (positif/négatif), mais également une information sur la charge virale – la quantité de virus dans le nasopharynx des personnes infectées. Des chercheurs ont eu l'idée originale d'utiliser cette information pour détecter si l'épidémie était en décroissance ou en croissance. Comme vu précédemment, une épidémie en croissance compte beaucoup d'infections récentes, tandis qu'une épidémie décroissante compte beaucoup d'infections plus anciennes. Par ailleurs, la charge virale d'un individu infecté augmente pendant quelques jours, atteint un pic au cinquième jour environ, puis décroît. Ainsi, la distribution de la charge virale dans des tests aléatoires renseigne sur la temporalité depuis l'infection des individus contaminés, et donc, indirectement, sur la croissance ou la décroissance d'une épidémie. Ce type d'approche pourrait être utilisé pour inférer la vitesse d'une épidémie en l'absence d'indicateurs épidémiologiques.

Les tests PCR peuvent également être enrichis avec des amorces spécifiques pour détecter les variants du SARS-CoV-2, comme Alpha, Delta et Omicron. Cette méthode permet de quantifier la fréquence des variants au fil du temps. Dans le cas de variants préoccupants, cet outil est particulièrement puissant car il anticipe les rebonds épidémiques, plusieurs semaines, voire plusieurs mois à l'avance, ce qui est impossible avec les seules données épidémiologiques. En effet, la croissance de la fréquence d'un variant préoccupant indique son niveau de transmissibilité par rapport aux souches précédentes. Ainsi, une épidémie qui est en train de refluer peut rebondir à la suite de l'émergence d'un variant préoccupant, dès que ce dernier devient majoritaire. Cette situation s'est produite de façon répétée avec les variants Alpha, Delta et Omicron.

Un traçage inédit d'une la maladie

Les tests de détection de SARS-CoV-2 ont eu des usages variés au cours de l'épidémie. En appliquant des tests de manière systématique sur des épidémies bien définies, il a été possible de quantifier rapidement la gravité de la maladie. Le nombre de cas détectés au cours du temps a fourni un indicateur de la progression épidémiologique. Cependant, isoler les cas positifs ne permet de contrôler une épidémie généralisée que lorsque les tests sont réalisés de manière intelligente, comme dans le cadre du traçage de contact, ou lorsqu'ils sont effectués de manière répétée sur des individus à haut risque. En parallèle, des campagnes massives de tests aléatoires sont précieuses pour suivre la progression de l'épidémie dans différentes catégories de la population. Il est souhaitable que de telles campagnes aléatoires de tests, enrichies par des informations sur la diversité génétique du virus, soient menées régulièrement dans la phase endémique qui s'ouvre maintenant.

Grâce aux tests, le nombre de cas détectés au cours du temps a fourni un indicateur de la progression épidémiologique.

Le suivi environnemental de l'épidémie à SARS-CoV-2 par les eaux usées

PATRICK MONFORT
Directeur de recherche CNRS

MYLÈNE TOUBIANA
Ingénieure d'études CNRS

ESTELLE JUMAS-BILAK
Professeure d'Université, praticienne hospitalière

Laboratoire HydroSciences Montpellier (HSM), CNRS, Université Montpellier, IRD, CHU de Montpellier, France

Les eaux usées sont le réceptacle des déchets polluants des activités humaines, industrielles, agricoles et urbaines. Les eaux usées domestiques contiennent les eaux-vannes (matières fécales et urines) et les eaux grises (douche, lavage, cuisine). En général, elles sont collectées via des réseaux d'assainissement et transportées vers des systèmes de traitement avant d'être rejetées dans les milieux naturels. Les eaux domestiques contiennent toutes les substances excrétées par les humains, dont les métabolites de médicaments ou de drogues, mais également divers micro-organismes (bactéries, virus, parasites), dont des pathogènes rejetés par des malades ou des porteurs asymptomatiques.

L'idée de quantifier des biomarqueurs dans les eaux usées, pour surveiller leur circulation dans la population raccordée au réseau n'est pas nouvelle. L'épidémiologie basée sur les eaux usées (*Wastewater Based Epidemiology*, WBE) a tout d'abord permis d'avoir des informations collectives sur la consommation de médicaments ou de drogues dans la population. Ainsi, un programme de surveillance dans les eaux usées[59] mis en œuvre par le European Monitoring Centre for Drug Addiction a été généralisé à l'échelle européenne dans plusieurs villes pour quantifier la consommation de cannabis, de cocaïne, d'amphétamines et méthamphétamines et de MDMA.

Une surveillance des pathogènes particulièrement simple et efficace

Cette approche est aussi utilisée pour détecter des pathogènes, notamment la bactérie du choléra[60], le poliovirus[61], la bactérie de la fièvre typhoïde[62], les norovirus[63] et le virus de la grippe[64]. Grâce à la quantification des acides nucléiques d'agents infectieux dans les eaux usées, l'épidémiologie basée sur les eaux usées permet d'avoir une information presque en temps réel sur la dynamique d'une maladie infectieuse dans la population humaine raccordée par le réseau de collecte des eaux usées. Elle a l'avantage de permettre une surveillance collective de la population par un échantillonnage simple, là où le diagnostic individuel serait obligatoirement non exhaustif, car limité par les infrastructures, les ressources humaines et l'accès aux soins. De plus, sauf dans des situations exceptionnelles de dépistage systématique de la population, les porteurs asymptomatiques échappent au diagnostic clinico-biologique individuel. La surveillance de la circulation du virus de la poliomyélite dans une population humaine est réalisée depuis longtemps par sa mesure dans les eaux usées. Ce programme de surveillance est systématique dans certains pays où cette maladie est toujours endémique, mais il peut également être utilisé de façon plus ponctuelle dans les pays développés, en cas de suspicion de résurgences, comme en 2022 dans les villes de New York et de Londres[65]. Plus récemment, des programmes de surveillance, sur des périodes restreintes et sur des zones géographiques bien définies ont permis de suivre dans les eaux usées le virus de l'hépatite A et des norovirus en Suède, le virus de l'hépatite E en Italie, des virus entériques et des virus des hépatites A et E dans les eaux usées de la région de Clermont-Ferrand[66], en France. Néanmoins, malgré son intérêt et sa faisabilité démontrés, cette méthode n'est utilisée qu'au cas par cas et n'a pas été généralisée dans un cadre réglementaire comme un outil de contrôle permettant notamment une aide à la décision en santé publique.

Rechercher le virus dans les eaux usées

En décembre 2019, l'épidémie causée par le coronavirus SARS-CoV-2 a été détectée à Wuhan, en Chine. Cette épidémie s'est très vite répandue au niveau mondial et l'OMS a déclaré une pandémie le 11 mars 2020, quand la maladie a été signalée dans 114 pays. La plupart des pays ont décidé la mise en place d'un confinement généralisé en mars 2020. Une équipe de recherche des Pays-Bas a publié, début 2020, un premier article sur la quantification du SARS-CoV-2 dans les eaux usées[67]. Ces auteurs ont montré la présence du coronavirus dans les eaux usées d'une ville des Pays-Bas, une semaine avant le premier cas déclaré dans ce pays. De la même façon, il a été démontré que le SARS-CoV-2 circulait parmi la population espagnole avant même que les premiers cas ne soient signalés par les autorités locales ou nationales dans de nombreuses villes où les eaux usées ont été échantillonnées, dans la région de Murcie, en Espagne[68]. Ainsi, le coronavirus circulait déjà dans la population humaine avant les premiers cas déclarés et hospitalisés de malades du SARS-CoV-2. Dès le début de l'épidémie, de nombreux travaux ont démontré la présence du SARS-CoV-2 dans les selles des patients, expliquant ainsi sa présence dans les eaux usées. La méthode de détection étant basée sur des techniques de biologie moléculaire, la question s'est posée de la conservation du pouvoir infectieux du virus une fois excrété dans les selles. Il a été démontré que le SARS-CoV-2 perdait rapidement sa capacité infectieuse durant son transfert dans les réseaux d'eaux usées et dans les systèmes épuratoires[69].

Réseau de surveillance Obépine

De nombreux pays ont ainsi mis en place en urgence la détection du SARS-CoV-2 dans les eaux usées. Dès le mois de mars 2020, sa présence est avérée dans les eaux usées des stations d'épuration d'Île-de-France[70]. Un mois plus tard, le ministère de l'Enseignement supérieur et de la Recherche en France décidait de soutenir financièrement, la mise en place du réseau de surveillance des eaux usées Obépine (Observatoire épidémiologique dans les eaux usées) dans l'objectif de suivre bi-hebdomadairement 150 stations d'épuration réparties sur le territoire métropolitain et ultramarin dès la fin 2020[71].

Protocole d'échantillonnage

Afin que cette détection du virus dans les eaux usées soit la plus rapide et efficace possible, de nombreux travaux ont lieu dans le monde pour établir un protocole d'échantillonnage et d'analyse du SARS-CoV-2. L'échantillonnage doit se faire par prélèvement sur 24 heures, asservi au débit des eaux usées en entrée de la station d'épuration permettant ainsi d'intégrer les fluctuations journalières liées aux activités humaines. Après concentration virale et extraction de l'ARN, la quantification est faite par PCR quantitative ou PCR digitale.

L'ensemble des résultats publiés par des équipes de recherche en France et dans le monde montre que la dynamique du SARS-CoV-2 dans les eaux usées est corrélée à la dynamique de l'épidémie dans la population humaine[72]. Bien souvent, la dynamique virale précède le taux d'incidence dans la population, et le nombre d'hospitalisations. Les résultats obtenus dans les eaux usées de la métropole de Montpellier, et dans les villes balnéaires du littoral du golfe d'Aigues-Mortes entre la fin du premier confinement et la seconde vague épidémique et durant le second confinement (mi-mai octobre 2020), illustrent bien cette corrélation.

Pertinence de la surveillance des eaux usées et limites réglementaires

La quantification des concentrations virales du SARS-CoV-2 dans les eaux usées est donc une méthode pertinente pour suivre l'épidémie de Covid-19 et indiquer l'arrivée des vagues épidémiques successives. Elle permet par ailleurs de tracer les différents variants du virus.

Même si des recherches sont encore nécessaires pour mieux comprendre les relations entre les dynamiques virales dans les eaux usées et l'épidémie, ou pour affiner la stratégie d'échantillonnage selon le niveau d'information recherchée, l'épidémiologie basée sur les eaux usées devrait devenir l'un des moyens au service des politiques de santé publique aussi bien pour la Covid-19, que pour d'autres épidémies comme la grippe ou les gastro-entérites.

Cependant, il apparaît que la mise à disposition par la recherche d'un outil puissant de prédiction d'épidémies tel que l'épidémiologie basée sur les eaux usées ne suffit pas pour qu'il soit intégré dans les politiques nationales de santé publique. De nombreux facteurs, notamment réglementaires, constituent des freins à une telle utilisation.

Focus sur les eaux usées sous surveillance en Méditerranée

Les eaux usées de la métropole de Montpellier et des villes balnéaires du littoral du golfe d'Aigues-Mortes (La Grande-Motte, Le Grau-du-Roi et Port-Camargue) ont été mises sous surveillance. L'objectif : observer la dynamique des concentrations virales dans les eaux usées en regard de la dynamique de l'épidémie dans la population humaine du département de l'Hérault.

À la fin du premier confinement, mi-mai 2020, les concentrations virales dans les eaux usées de la Métropole de Montpellier, et dans les villes balnéaires du littoral du golfe d'Aigues Mortes, sont très basses, proches du seuil de détection. Elles montrent cependant une lente remontée durant le mois de juillet. Dans la population du département de l'Hérault, les taux de positivité et d'incidence, tout comme le nombre d'hospitalisations, sont faibles. Dès le mois d'août, les concentrations virales augmentent brutalement, en particulier au sein de la station balnéaire de la Grande-Motte. Dans la population, les taux de positivité et d'incidence augmentent graduellement, suivis par une faible augmentation des hospitalisations. Le mois de septembre est caractérisé par l'augmentation continue des concentrations virales dans les eaux usées de la Métropole de Montpellier, qui devient brutale en octobre. Dans les eaux usées des villes du littoral, les concentrations virales sont plus basses que durant la période estivale. Les indicateurs de l'épidémie dans la population montrent aussi une augmentation graduelle en septembre suivi d'une augmentation brutale en octobre jusqu'à la décision du deuxième confinement, le 30 octobre 2020. Dès lors, les concentrations virales commencent à baisser dans les eaux usées ainsi que les taux de positivité et d'incidence dans la population, alors que les hospitalisations continuent à augmenter.

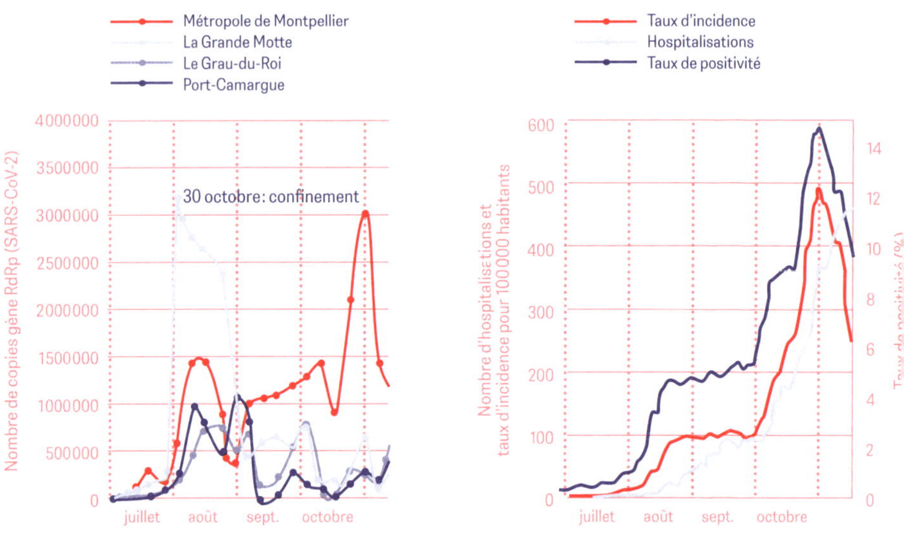

Variation temporelle de la concentration du SARS-CoV-2 (nombre de copies de gène/L) dans les eaux usées de la métropole de Montpellier et dans les villes balnéaires du littoral du golfe d'Aigues-Mortes (La Grande Motte, Le Grau-du-Roi et Port-Camargue) de juillet à début novembre 2020, et B, taux d'incidence pour 100000 habitants, nombre d'hospitalisations avec diagnostic du Covid-19 et taux de positivité des tests (%), dans la population humaine du département de l'Hérault sur la même période (données Santé publique France).

Vers une gestion épidémiologique plus locale

Mais alors, comment cette utilisation des informations fournies par l'épidémiologie basée sur les eaux usées peut-elle conduire à des décisions en santé publique qui devront, dans un cadre réglementaire national, être décentralisées à un niveau local ? Pour avancer sur cette question, il faut passer par une approche multiniveaux (d'une échelle nationale à territoriale) réunissant différentes disciplines scientifiques (écologie microbienne, épidémiologie, écologie de la santé, sciences économiques et politiques, psychologie environnementale, sociologie, géographie...).

Dans un contexte de recherche interdisciplinaire, une approche territoriale pourrait en effet permettre d'utiliser plus rapidement l'épidémiologie basée sur les eaux usées, contribuant ainsi à une réflexion plus large au niveau national. Cette approche devrait en outre s'inspirer de la gestion intégrée de l'environnement, en réunissant autour de la table l'ensemble des parties prenantes du territoire concerné, leur permettant ainsi de s'approprier l'outil et les informations fournies afin de faciliter leur prise de décision.

Il serait alors possible de mettre en place des réseaux d'alerte sur la circulation locale du virus de la Covid-19, de la grippe et d'autres maladies (gastro-entérites, hépatites...), orientés vers l'information des populations (présence du virus, comportement et règles d'hygiène à privilégier).

Le cadrage de l'Union européenne de la surveillance des eaux usées

Par sa recommandation (UE) 2021/472 du 17 mars 2021, concernant une approche commune pour la mise en place d'une surveillance systématique de la présence du SARS-CoV-2 et de ses variants dans les eaux usées de l'Union européenne, la Commission européenne encourage le développement de l'utilisation de l'épidémiologie basée sur les eaux usées. Elle indique en particulier que « la surveillance des eaux usées peut être utilisée à des fins de prévention ou d'alerte précoce, car la détection du virus dans les eaux usées devrait être considérée comme un indicateur d'une éventuelle (ré)émergence de la pandémie. De même, des résultats révélant l'absence du virus dans les eaux usées pourraient indiquer que la population de la zone concernée par les prélèvements peut être considérée comme étant moins exposée au risque d'infection par le virus. L'analyse de l'évolution des résultats est également très utile pour vérifier l'efficacité des mesures mises en place pour limiter la transmission du virus. La surveillance des courbes de concentration virale de variants du SARS-CoV-2 dans les eaux usées peut donc être à la base des mesures de préparation et de réaction. » En décembre 2021, le laboratoire d'hydrologie de l'Agence nationale de sécurité sanitaire de l'alimentation, de l'environnement et du travail (Anses) a été désigné laboratoire national de référence pour la surveillance du SARS-CoV-2 dans les eaux usées et les boues de stations d'épuration par les ministères en charge de la Santé et de la Transition écologique. Il est notamment chargé d'harmoniser les méthodes utilisées pour détecter le virus et d'évaluer les capacités des laboratoires chargés de faire les analyses[73].

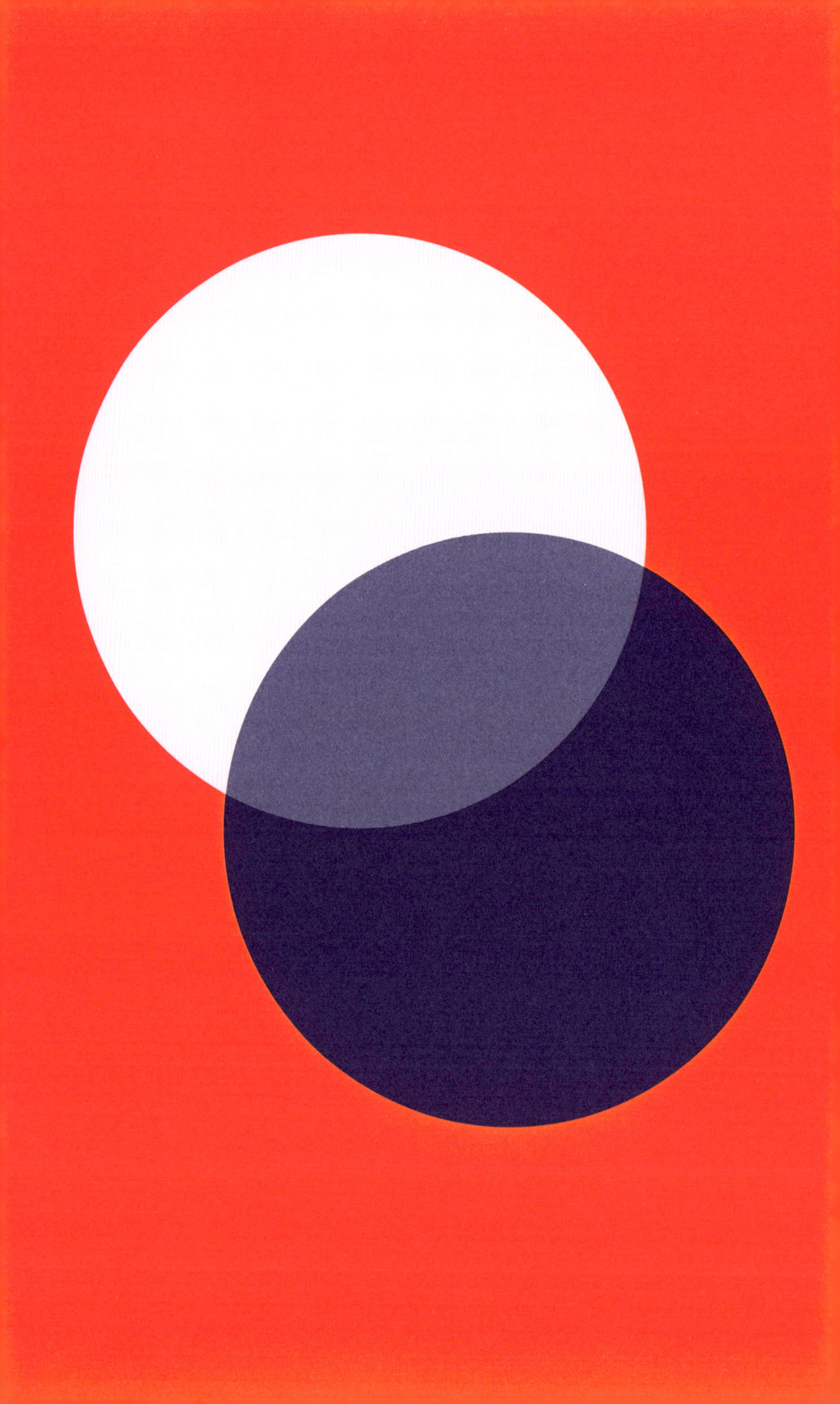

5. Un virus, des virus : l'histoire évolutive du SARS-CoV-2 et de ses variants

L'évolution rapide et constante du SARS-CoV-2 constitue un véritable challenge pour parvenir à maîtriser la pandémie, encore aujourd'hui. Chaque nouveau variant peut en effet provoquer de nouvelles vagues épidémiques. Les méthodes de biologie évolutive classique ont dans un premier temps offert des outils efficaces afin de comprendre comment le virus évoluait mais aussi d'où il venait. Les informations extraites de l'analyse du génome du virus ont ensuite permis de mieux appréhender la dynamique épidémique. Mais fournir des vaccins efficaces nécessite de suivre constamment l'évolution du virus et d'avoir un temps d'avance, en anticipant leur formulation en fonction de l'évolution attendue du virus. Pour les chercheurs, cela implique de le séquencer largement et régulièrement, et de partager les informations sur des bases de données internationales afin de mettre en place des actions coordonnées et efficaces.

Phylogénie et évolution moléculaire des génomes du SARS-CoV-2

NICOLAS BIERNE

Directeur de recherche CNRS, Institut des sciences de l'évolution de Montpellier (ISEM), CNRS, IRD, Université de Montpellier, France

Le 10 janvier 2020, la séquence d'un génome de coronavirus associé à une épidémie de pneumonie atypique survenue au marché de Huanan dans la ville de Wuhan en Chine[74] était rendue publique sur le site virological.org. Initialement appelé « 2019-nCoV », ce coronavirus fut rapidement rebaptisé « SARS-CoV-2 » du fait de sa parenté phylogénétique avec le SARS-CoV responsable de l'épidémie de syndrome respiratoire aigu sévère (SRAS en français, SARS en anglais) qui a sévi de 2002 à 2004.

Dans les semaines qui suivirent, de nombreuses séquences de génomes de cette nouvelle lignée virale furent déposées dans les bases de données, quasiment en temps réel. Avec les séquences existantes des bases de données et de nouvelles séquences de virus apparentés d'animaux, l'analyse phylogénétique nous apprenait déjà fin janvier 2020 :

- que la séquence de virus animal la plus proche était celle d'un coronavirus échantillonné sur une chauve-souris de l'espèce *Rhinolophus affinis*[75] ;
- que d'autres séquences échantillonnées sur des pangolins étaient également proches[76], mais essentiellement sur une portion du génome codant un domaine de la protéine Spike. Néanmoins, la divergence moléculaire était trop importante, correspondant à plusieurs décennies d'évolution, pour en tirer des conclusions catégoriques sur la dernière espèce animale hôte avant le passage aux humains ;
- que les mutations s'accumulaient à un rythme de deux mutations par génome et par mois environ, et que la diversité génétique observée permettait de dater l'ancêtre commun des SARS-CoV-2 circulant dans les populations humaines aux alentours de fin novembre 2019, alors que le premier malade connu avait développé des symptômes mi-décembre, impliquant une propagation silencieuse du virus pendant près de trois semaines, via des hôtes animaux, des porteurs asymptomatiques ou des malades non diagnostiqués.

Quatre ans plus tard, ces conclusions n'ont été révisées qu'à la marge par de nouvelles données :

- le virus le plus proche est maintenant celui échantillonné chez une autre espèce de chauve-souris du genre *Rhinolophus*[77], mais il existe encore une zone d'ombre d'une trentaine d'années d'évolution avant le passage aux humains ;
- l'horloge moléculaire reste d'environ deux mutations par génome et par

mois[78] même si des accélérations évolutives sporadiques se sont produites, comme nous le verrons avec les variants ;

- il manque toujours environ trois semaines d'histoire de propagation entre l'ancêtre commun et la détection des premiers malades humains dans le marché de Huanan, et sans doute que cet angle mort, d'une durée assez courte, ne sera jamais comblé.

Une nouveauté s'est cependant produite un an après le passage du virus à l'hôte humain, début décembre 2020, avec une accélération évolutive spectaculaire, détectée pour la première fois dans des séquences de génomes de SARS-CoV-2 échantillonnées au Royaume-Uni. C'était le premier variant « préoccupant » (*Variant of Concern*, VOC), surnommé d'abord « variant du Kent », puis nommé « B.1.1.7 », d'après une nomenclature uniformisée proposée par les spécialistes (nomenclature pangolin[79]), puis renommé « variant Alpha » par l'OMS. D'autres variants suivirent, eux aussi caractérisés par une accélération transitoire de l'évolution de leurs génomes.

Ainsi, voyons comment l'analyse phylogénétique a permis de déduire toutes ces informations à partir des séquences des génomes, comment ces dernières nous informent sur les relations de parenté entre lignées virales, sur la divergence moléculaire qui sépare ces lignées et la façon dont on peut la transformer en temps grâce à l'horloge moléculaire, et enfin, sur la manière dont une phase d'évolution adaptative du virus peut être détectée avant même que celui-ci ne soit responsable d'une nouvelle flambée épidémiologique

Reconstruire l'histoire évolutive à partir des variations dans les génomes

Nous ferons ici l'hypothèse que nous disposons de séquences de génomes entiers, sans erreur. Dans la pratique, un génome est séquencé par morceaux ; il contient des erreurs et il y a tout un processus d'assemblage de ces morceaux de séquences et de corrections, qui peut donner des résultats légèrement différents en fonction des méthodes moléculaires et des codes bio-informatiques utilisés. Les techniques progressent sans cesse et les spécialistes doivent suivre avec assiduité les nouveaux développements. Notons que bien que les coronavirus soient des virus à ARN simple brin, l'ARN est converti en ADN complémentaire pour le séquençage, et le traitement bio-informatique et phylogénétique des données se fait également sur séquence ADN par convention.

Une fois les séquences obtenues, il faut les aligner, c'est-à-dire mettre l'une en dessous de l'autre les positions homologues du génome (*figure page suivante*). Les génomes ont cependant des longueurs différentes, ce qui complique la réalisation de cette étape. S'il n'existait que des changements nucléotidiques, des mutations qui changent une base nucléotidique en une autre base à une position du génome, il ne suffirait en effet que de faire coïncider le début du génome de chaque séquence. Cependant, en plus de ces changements nucléotidiques, appelés substitutions, il se produit d'autres types d'événements mutationnels qui peuvent ajouter (insertions) ou enlever (délétions) des fragments plus ou moins long d'ADN – on les appelle des « indels » (insertion/délétion). Il faut donc prendre en compte ces différences qui modifient la longueur des séquences pour aligner les génomes. Les indels peuvent être importants dans l'adaptation du virus. Par exemple, l'acquisition du site de clivage par la furine entre le SARS-CoV-2 et ses lignées apparentées issues d'hôtes non humains est la conséquence d'une insertion de 12 nucléotides codant 4 acides aminés supplémentaires dans le gène codant la protéine Spike. Cette insertion contribue à l'adaptation de la lignée SARS-CoV-2 à son nouvel hôte humain[80]. Cependant, bien qu'il soit possible d'utiliser les indels dans l'analyse phylogénétique, dans la pratique, il est plus simple de se concentrer sur les substitutions nucléotidiques pour lesquelles on peut facilement ajuster un modèle d'évolution des séquences en faisant l'hypothèse d'un taux de mutation partagé entre événements mutationnels semblables.

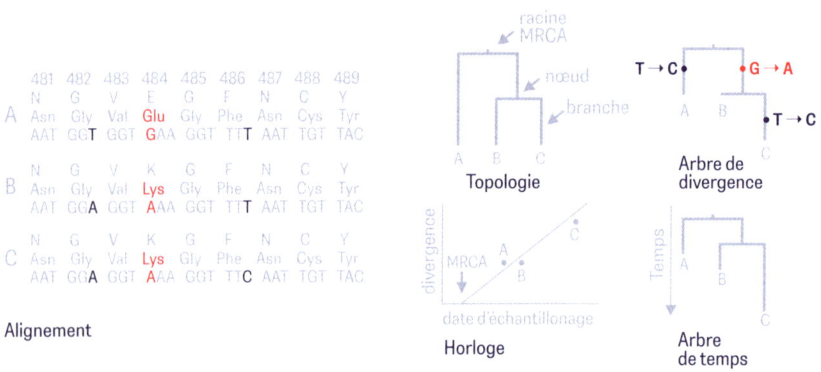

Portion d'alignement de trois séquences dans le gène codant la protéine Spike, de l'acide aminé 481 à l'acide aminé 489. Le changement T↔A en noir se situe sur le 1446e nucléotide de la séquence du gène Spike, soit la position 23008 du génome, le changement G↔A en rouge se situe sur le 1450e nucléotide, soit la position 23012 du génome, et le changement T↔C en noir se situe sur le 1458e nucléotide de la séquence du gène Spike, soit la position 23020 du génome. Les deux changements nucléotidiques en troisième position des codons 482 et 486, en noir, ne modifient pas la séquence en acides aminés, ce sont des substitutions synonymes. Un changement en première position du codon 484, en rouge, modifie l'acide aminé, c'est une substitution non synonyme. À partir de l'alignement, on en déduit la topologie de l'arbre, la filiation des lignées sans distance et l'arbre de divergence dans lequel les longueurs de branche indiquent le taux de substitution. La relation entre la date d'échantillonnage et la divergence à la racine de l'arbre permet d'obtenir l'horloge moléculaire, la relation entre le temps et la vitesse d'évolution des séquences. On en déduit aussi l'âge de l'ancêtre commun le plus récent (MRCA) à l'intersection avec l'abscisse. En plaçant les séquences à leur date d'échantillonnage et en calibrant les nœuds de l'arbre avec l'horloge moléculaire, on obtient un arbre de temps pour lequel les longueurs de branches représentent le temps écoulé.

Chaque nouvelle insertion modifie la position de toutes les autres séquences. Pour que les positions soient comparables entre différentes analyses, on utilise un génome de référence qui ancre la numérotation des positions nucléotidiques. C'est le premier génome séquencé, Wuhan-Hu-1, qui est le plus souvent utilisé comme référence. Pour prendre en compte les indels, il faut modifier la référence ou utiliser un codage particulier des insertions par rapport à la référence, ce qui n'est fait que lorsqu'on s'intéresse spécifiquement aux indels. Les alignements sont réalisés par des programmes informatiques qui peuvent donner des résultats légèrement différents selon les méthodes utilisées et en fonction des paramètres choisis. Cette étape d'alignement ainsi que l'étape précédente d'assemblage nous ont donc déjà fait passer dans le domaine de l'inférence, et ceci avant même d'avoir fait la moindre analyse phylogénétique.

La numérotation se fait sur l'ensemble du génome, ou dans chacun des gènes du génome en recommençant à 1 au début de chaque gène et en précisant dans quel gène on se trouve. Parfois, lorsqu'on s'intéresse aux changements d'acides aminés, la numérotation est faite en fonction de la séquence protéique, comme sur la figure ci-contre.

Une fois l'alignement obtenu, celui-ci constitue le jeu de données à analyser et on va chercher à reconstituer la topologie de l'arbre (c'est-à-dire sa forme), illustrant les liens de parenté entre les différentes lignées et les longueurs des branches de cet arbre. Si la mutation ne frappait qu'une seule et unique fois à un endroit du génome, il n'existerait qu'un seul arbre possible et les choses seraient assez simples, ne posant que des problèmes d'optimisation des vitesses de calculs informatiques pour les grands jeux de données. Mais ce n'est pas le cas. Une mutation peut se produire plusieurs fois sur le même site, créant des substitutions multiples à la même position nucléotidique, et c'est pour cette raison que l'inférence phylogénétique n'est pas une chose aisée et peut paraître assez technique aux non-spécialistes. Lorsque la divergence est très faible et qu'il y a donc peu de changements nucléotidiques dans l'alignement, on peut faire l'hypothèse que la mutation n'a jamais frappé deux fois au même endroit, et les méthodes dites « de parcimonie », qui recherchent l'arbre qui minimise le nombre d'événements mutationnels, fonctionnent très bien. Cependant, dès que la divergence augmente avec le temps ou parce qu'on analyse énormément de séquences correspondant à une multitude de routes évolutives différentes (la somme de toutes les branches de l'arbre est grande), cette hypothèse n'est plus valide. Même si on jette souvent un coup d'œil à l'arbre de parcimonie, dans la pratique, on utilise maintenant des méthodes probabilistes basées sur des modèles d'évolution des séquences.

Les séquences de l'alignement sont supposées avoir évolué à partir d'une séquence ancestrale, l'ancêtre commun le plus récent (MRCA pour « *Most Recent Common Ancestor* ») ou racine de l'arbre (*figure ci-contre*), par accumulation de substitutions le long des branches de l'arbre phylogénétique. Les paramètres du modèle sont la topologie de l'arbre, les longueurs des branches et une matrice de transition. La topologie indique l'ordre dans lequel les divergences successives des lignées menant aux génomes des virus échantillonnés se sont produites. Un nœud correspond concrètement à un événement de contamination double : un malade qui a contaminé deux personnes, dans l'histoire de transmission qui relie les lignées analysées et qui explique qu'une chaîne de contamination se soit subdivisée en deux chaînes filles. L'étude de la forme de l'arbre est très intéressante pour l'épidémiologie, et elle est la base de la phylodynamique (*voir texte suivant sur la phylodynamique*). Ici, nous n'allons pas nous soucier de la forme de la topologie. L'objectif est d'inférer la topologie qu'on espère être la plus probable. Si ce n'est pas la vraie topologie, nous savons que nous aurons tout de même une représentation très proche de la réalité. Insistons sur le fait que nous sommes dans le domaine de l'inférence où l'on essaie d'identifier et de quantifier des propriétés d'un ensemble à partir d'informations sur une partie, avec des incertitudes qu'il faut apprendre à évaluer et qui peuvent être quantifiées sous le modèle considéré, mais aussi et surtout appréhendées par une bonne connaissance des hypothèses sous-jacentes aux modèles. Les longueurs de branches modélisent l'aspect quantitatif de l'évolution des séquences entre deux nœuds de l'arbre : la longueur d'une branche, mesurée en nombre moyen de substitutions par site (taux de substitution), correspond au produit du temps écoulé par la vitesse d'évolution de la séquence dans la lignée. Sans autre information, nous n'avons accès qu'à ce produit temps × vitesse. La matrice de transition modélise quels changements de nucléotide (ou d'acide aminé, ou de codon) sont fréquents et lesquels sont rares. Elle permet de prendre en compte que tous les changements nucléotidiques ne sont pas équiprobables. Certains changements se produisent plus que d'autres (par exemple, les substitutions C↔T sont les plus fréquentes, et les substitutions G↔C sont les plus rares dans l'évolution du génome du SARS-CoV-2)[81]. Les différents sites (positions) du génome sont supposés évoluer indépendamment et selon le même processus.

Horloge moléculaire ou l'« arbre de temps »

Le type d'arbre inféré, appelé « arbre de divergence » (*Divergence Tree*), ne tient pas compte de la date d'échantillonnage des virus séquencés. Les branches de l'arbre correspondent à la divergence moléculaire (taux de substitution qui dépend du produit temps × vitesse). Dans l'étude des génomes viraux, dont l'évolution est si rapide qu'elle se déroule presque sous nos yeux, en temps réel, la date d'échantillonnage est une information fondamentale. Ceci n'a d'ailleurs jamais été aussi vrai que pour le SARS-CoV-2, pour lequel de très nombreuses données de séquences de génomes ont été partagées par les équipes internationales quasiment instantanément, dès les premiers jours. Cette information permet de calibrer l'horloge moléculaire, c'est-à-dire d'obtenir la relation entre le taux de substitution et le temps. Cette relation est attendue comme étant une relation linéaire, une droite, si les substitutions sont neutres, c'est-à-dire non soumises à l'action de la sélection naturelle. Cette prédiction parmi les plus célèbres de l'évolution moléculaire a été obtenue par l'évolutionniste japonais Motoo Kimura, dès la fin des années 1960, alors que la génétique moléculaire n'en était qu'à ses balbutiements[82]. Dans la pratique, quand on analyse des séquences génomiques échantillonnées à plusieurs moments dans le temps, l'inférence phylogénétique se déroule de concert avec la calibration d'un modèle d'horloge moléculaire en intégrant l'incertitude phylogénétique dans une même analyse, pour obtenir directement un « arbre de temps » (*Time Tree*, *figure p. 108*) où les longueurs de branches sont exprimées en temps plutôt qu'en taux de substitutions[83]. Pour visualiser la relation entre le taux de substitution et le temps, il est cependant utile de reporter sur un graphe le nombre de substitutions entre les séquences et la racine de l'arbre en fonction de la date d'échantillonnage des séquences (*figure p. 108*). La pente de la régression linéaire nous donne l'horloge moléculaire, c'est-à-dire le nombre de substitutions accumulées par une unité de temps. De façon intéressante, l'intersection de la droite avec l'abscisse nous donne une idée de la date de l'ancêtre commun le plus récent (MRCA, l'ancêtre unique de toutes les lignées échantillonnées). La date du MRCA est également intégrée dans l'analyse globale unique, qui prend en compte les incertitudes inférentielles. La régression permet aussi de vérifier que l'hypothèse d'horloge est valide et d'identifier de possibles accélérations évolutives.

Il existe des substitutions particulièrement utiles pour l'évolution moléculaire, car elles sont très peu soumises à l'action de la sélection naturelle. En effet, il convient de différencier deux types de substitutions nucléotidiques dans les régions codantes d'un génome : celles qui modifient la séquence en acide aminé des protéines codées par l'ADN/ARN, appelées « substitutions non synonymes », et celles qui ne la modifient pas, appelées « substitutions synonymes » (*figure p. 108*). La grande majorité du génome du SARS-CoV-2 est codant ; il y a très peu de régions non codantes, et nous n'en parlerons donc pas ici. Chaque position nucléotidique dans le génome correspond avec deux positions voisines à un triplet de nucléotides appelé « codon », correspondant au codage d'un acide aminé lors de la traduction de l'ARN en séquence protéique. Cependant, le code génétique est dégénéré : il existe 64 combinaisons de 3 nucléotides, soit 64 codons, pour coder seulement 20 acides aminés et 3 codons « stop » (qui donnent l'information d'arrêter la traduction). Plusieurs codons différents peuvent donc coder le même acide aminé. La méthionine n'est codée que par un seul codon, ATG, qui est aussi le codon d'initiation de la traduction. Le tryptophane est également codé par un seul codon, mais les autres acides aminés peuvent être codés par 2, 3, 4 ou 6 codons différents. La structure du code génétique fait qu'un changement en deuxième position d'un codon est toujours un changement non synonyme. Un changement en première position est le plus souvent non synonyme, mais quelquefois synonyme pour les acides aminés codés par 6 codons différents. Les changements synonymes se trouvent principalement en troisième position des codons. Certains groupes de codons partageant le même nucléotide en première et en deuxième positions codent le même acide aminé, quel que soit le nucléotide en troisième position : on les appelle des « codons quatre fois dégénérés ». On considère que les changements synonymes sont neutres, car l'acide aminé codé reste le même. Ainsi, se concentrer sur la position trois des codons quatre fois dégénérés permet de considérer l'évolution neutre qui a lieu en l'absence de sélection naturelle. La redondance du code génétique est ainsi une sorte de cadeau pour l'évolution moléculaire, car elle permet de contraster les mutations synonymes qui ne subissent pas, ou très peu, l'action de la sélection naturelle (on parle de mutations neutres ou quasi neutres), et les mutations non synonymes qui, le plus souvent, ont un effet négatif sur la propagation du virus en altérant le bon fonctionnement de la protéine (mutations délétères), mais qui peuvent aussi parfois avoir un effet minime (mutations neutres ou quasi neutres), ou encore un effet positif pour le virus (mutations avantageuses) par exemple, en améliorant son échappement à l'immunité de l'hôte à la suite d'une infection antérieure ou d'une vaccination, en améliorant sa réplication dans les cellules hôtes ou encore en améliorant sa contagiosité ou son cycle de vie, etc. Nous avons donc à disposition des substitutions synonymes que nous pouvons considérer comme des références neutres, insensibles au filtre sélectif darwinien, intercalées au milieu des substitutions non synonymes qui, elles, peuvent être également neutres mais aussi sélectionnées négativement ou positivement. À l'exception de la sélection, les deux types de substitutions subissent par ailleurs les mêmes forces évolutives, le même processus mutationnel, la même histoire évolutive. Dans l'idéal, et quand la divergence n'est pas trop grande, la phylogénie et l'horloge moléculaire ne devraient être inférées qu'avec les substitutions synonymes, et même, pour être tout à fait rigoureux, il ne faudrait utiliser que la troisième position des codons quatre fois dégénérés[84]. C'est ce qui a été fait quand le nombre de séquences et la divergence globale de l'arbre ont été suffisamment élevés pour faire ce type d'analyse. Cependant, il n'y avait pas assez de substitutions au début de la pandémie pour n'analyser que les substitutions synonymes, moins nombreuses initialement, du fait de la structure même du code génétique, de la composition nucléotidique du génome et de la matrice de transition. Comme l'horloge moléculaire était à peu près vérifiée sur l'ensemble des substitutions, y compris les substitutions non synonymes, il était tout à fait raisonnable de considérer les substitutions non synonymes accumulées le long des branches de l'arbre comme essentiellement neutres. Ces substitutions non synonymes neutres représentent cependant un petit sous-échantillon des mutations non synonymes qui se produisent pendant la réplication et la transmission du virus, puisque la plupart de ces mutations sont délétères et immédiatement contre-sélectionnées.

Impact de la recombinaison

L'une des hypothèses les plus cruciales de l'analyse phylogénétique est de considérer l'absence de recombinaison, c'est-à-dire une seule et unique histoire évolutive partagée par toutes les positions de la séquence analysée, alors qu'en réalité, lorsqu'il y a de la recombinaison, différentes régions du génome ont des phylogénies différentes. Il est donc impératif de traquer la recombinaison afin de découper le génome en régions non recombinantes et d'inférer un arbre par région. Concrètement, la recombinaison peut se produire quand deux lignées divergentes infectent le même hôte. On imagine bien ce qu'un événement de recombinaison pourrait faire si on ne le prend pas en compte :

- il ajoute d'un seul coup toutes les substitutions portées par le fragment d'ADN de la lignée donneuse et remplace toutes les substitutions du fragment homologue de la lignée receveuse, beaucoup trop de substitutions sur un temps court et une branche anormalement longue ;
- des substitutions, qui par ailleurs existent déjà à un autre endroit de l'arbre, un nœud déplacé vers la branche de la lignée donneuse, souvent en direction de la racine de l'arbre ;
- un processus mutationnel interprété comme ayant souvent frappé au même endroit, une surestimation des substitutions multiples, et une matrice de transition biaisée par une information erronée.

Ce sont ces signaux que les méthodes de détection de la recombinaison recherchent : des branches anormalement longues, une topologie et/ou une divergence anormalement différente sur une portion du génome, un *cluster* de substitutions accumulé indépendamment (sous l'hypothèse d'absence de recombinaison) dans différentes branches de l'arbre (un patron appelé « homoplasie »). La recombinaison a été tout de suite détectée dans des phylogénies profondes essayant de replacer le SARS-CoV-2 dans la phylogénie des coronavirus. En revanche, elle n'a pas eu d'effet détectable pendant les deux premières années d'évolution du génome du SARS-CoV-2 dans l'hôte humain. Si quelques séquences recombinantes ont été détectées, elles restaient peu fréquentes et sans effet ni sur la phylogénie ni sur les propriétés du virus. De récents sous-variants d'Omicron, comme XBB, devenu majoritaire dans le monde début 2023, sont issus d'un événement de recombinaison entre deux lignées qui a eu pour effet de combiner les atouts des lignées parentales, mais nous n'en parlerons pas ici.

L'hôte animal le plus proche

Lorsque le premier génome de SARS-CoV-2 a été séquencé, il a immédiatement été replacé dans la phylogénie des coronavirus dans un groupe de virus du genre *Betacoronavirus*, sous-genre *Sarbecovirus*, dans lequel se trouve le virus du premier SRAS, le SARS-CoV[85]. Avant même que les articles ne soient publiés, il était possible, dès mi-janvier 2020, de récupérer les séquences de génomes dans les bases de données et de réaliser une analyse phylogénétique basique, notamment en faisant l'impasse sur la détection de la recombinaison, pour obtenir la phylogénie (arbre de divergence) de la figure ci-dessous.

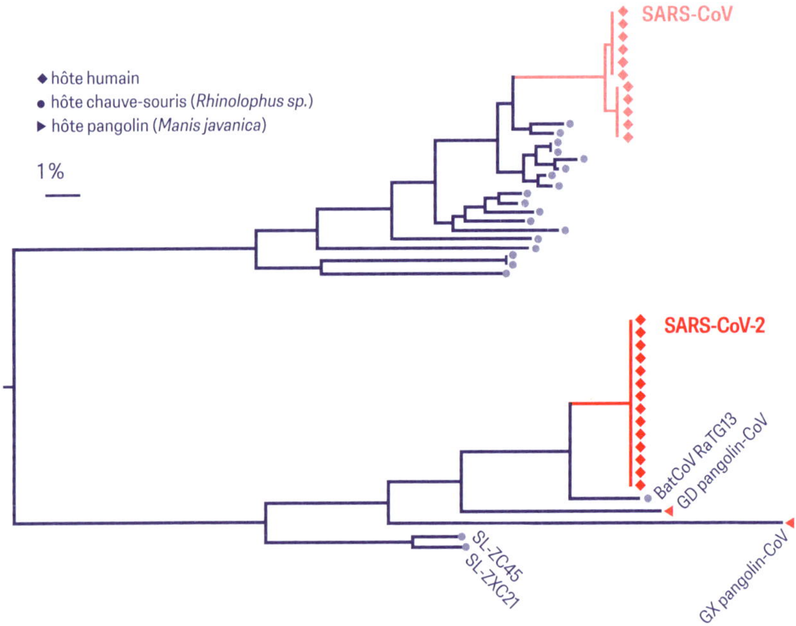

Arbre phylogénétique obtenu à partir de séquences de génomes de *Sarbecovirus* téléchargées dans les bases de données le 14 janvier 2020.

Les séquences de SARS-CoV-2 forment un clade (groupe de séquences partageant un ancêtre commun) avec :

● deux séquences publiées en 2018[86], Bat SL-ZXC21 et Bat SL-ZC45, d'un virus appelé virus de Zhoushan, échantillonné sur deux chauves-souris de l'espèce *Rhinolophus pusillus* ;

● deux séquences échantillonnées sur (des écailles) de pangolins de l'espèce *Manis javanica*, l'une sur des pangolins confisqués à la frontière du Guangdong (GD pangolin-CoV) et l'autre sur des pangolins confisqués à la frontière du Guangxi (GX pangolin-CoV), deux provinces du Sud de la Chine, et qui seront publiées en mars 2020[87] ;

● une séquence issue de la collection de coronavirus de la faune sauvage de l'institut de virologie de Wuhan, BatCoV RaTG13, la plus semblable au SARS-CoV-2, qui sera publiée dans le même article que le génome du SARS-CoV-2[88].

On peut remarquer que, bien que le génome BatCoV RaTG13 soit le plus semblable au SARS-CoV-2, la divergence n'est pas négligeable, suggérant que l'ancêtre commun entre les deux génomes est ancien, de l'ordre de plusieurs décennies. Une analyse rigoureuse avec une calibration de l'horloge moléculaire sur le taux de substitutions synonymes évalue l'âge de cet ancêtre commun à 52 ans, avec un intervalle de confiance allant de 28 à 75 ans[89].

Convergence adaptative

Compte tenu du fait que la séquence la plus proche du SARS-CoV-2 est celle d'un virus de chauve-souris *Rhinolophus*, d'où vient donc l'idée qui a circulé dans la presse grand public que le pangolin a pu jouer un rôle d'hôte intermédiaire dans le passage des chauves-souris aux humains ? La raison est que les phylogénies diffèrent entre régions du génome, sans doute du fait d'événements de recombinaison dans l'histoire évolutive. Le domaine de liaison au récepteur (*Receptor Binding Domain*, RBD) de la protéine Spike joue un rôle primordial dans l'adaptation à l'hôte, puisqu'il permet au virus de se lier aux récepteurs ACE2 à la surface des cellules hôtes pour y pénétrer. Si on restreint l'analyse phylogénétique uniquement à ce domaine, on se rend compte qu'en effet GD pangolin-CoV, la séquence du virus échantillonnée sur des pangolins confisqués à la frontière du Guangdong, est un peu plus semblable au SARS-CoV-2 que ne l'est la séquence RBD de RaTG13. Deux hypothèses peuvent expliquer ce résultat : soit la recombinaison, soit la convergence adaptative. C'est cette dernière hypothèse qui a été initialement favorisée par Lam *et al.* (2020). En effet, lorsque ces auteurs ont restreint l'analyse uniquement aux substitutions synonymes supposées neutres, ils ont découvert que c'était bien la séquence RBD de RaTG13 qui était la plus proche du SARS-CoV-2. Ce sont donc les substitutions non synonymes qui expliquent principalement la similarité de la séquence protéique de RDB entre GD pangolin-CoV et le SARS-CoV-2. Si ce n'est pas la recombinaison, une pression de sélection semblable chez des hôtes différents, par exemple parce qu'ils partagent des similarités sur la protéine ACE2, peut avoir sélectionné une séquence protéique semblable, indépendamment chez les deux hôtes. C'est ce qu'on appelle la convergence adaptative. D'autres chercheurs[90] ont suggéré que ce résultat éclairait cependant l'histoire adaptative du SARS-CoV-2 en alimentant l'hypothèse qu'un passage dans un hôte intermédiaire, dans lequel RDB aurait évolué vers une séquence plus propice à la liaison avec la protéine ACE2 humaine, aurait été nécessaire entre le réservoir des chauves-souris *Rhinolophus* et les humains. Une réanalyse[91] avec un modèle d'évolution des codons plus sophistiqué, incluant une correction de biais de l'estimateur de la divergence synonyme, a finalement soutenu l'hypothèse de recombinaison comme plus vraisemblable. Cependant, la divergence synonyme est trop élevée pour être compatible avec une recombinaison récente et ne va donc pas dans le sens de l'idée que le pangolin a été un hôte intermédiaire. Une nouvelle séquence appartenant au groupe du SARS-CoV-2, RmYN02, échantillonnée sur la chauve-souris *Rhinolophus malayanus*, fut publiée quelque temps après[92]. Sur l'ensemble du génome, RmYN02 est un peu plus divergente de SARS-CoV-2 que RaTG13, mais lorsqu'on découpe le génome en portions non recombinantes, on se rend compte que beaucoup de portions ont une divergence synonyme moins forte, avec un ancêtre commun daté à 37 ans plutôt que 52 ans, l'intervalle de confiance étant estimé entre 18 et 56 ans[93]. Ce léger rajeunissement n'est cependant pas suffisant pour renforcer l'hypothèse d'intermédiaires entre le réservoir des chauves-souris *Rhinolophus* et le passage à l'hôte humain. En revanche, il est intéressant de souligner que la protéine Spike de RmYN02 possède une séquence pouvant être interprétée comme un précurseur de site de clivage de la furine entre les sous-domaines S1 et S2, montrant que cette acquisition se produit naturellement dans les *Sarbecovirus* de la faune sauvage. Enfin, de nouvelles séquences de *Sarbecovirus* échantillonnées dans des chauves-souris du genre *Rhinolophus* du Nord du Laos, nommées BANAL-103, BANAL-236, BANAL-52, ont révélé des séquences protéiques RDB très semblables au SARS-CoV-2[94]. BANAL-52, échantillonnée sur l'espèce *Rhinolophus malayanus*, comme RmYN02, est à ce jour le *Sarbecovirus* connu le plus similaire au SARS-CoV-2. Néanmoins, une fois le segment non recombinant de RDB éliminé, la séquence de BANAL-52 n'est pas réellement plus proche de SARS-CoV-2 que RaTG13 ou RmYN02, et nous laisse avec un ancêtre commun le plus récent datant d'une trentaine d'années.

Finalement, la traque à la séquence de *Sarbecovirus* la plus proche de celle du SARS-CoV-2 a principalement confirmé que les chauves-souris du genre *Rhinolophus* sont le réservoir principal de ces virus[95], sans réussir à apporter d'information convaincante en faveur, ou non, d'un hôte intermédiaire. La phylogénie et l'horloge moléculaire nous apprennent plutôt que nous ne savons pas dans quelles espèces d'hôtes cette lignée virale a circulé pendant environ une trentaine d'années avant d'être échantillonnée chez les premiers malades du marché de Huanan en décembre 2019. RmYN02 et BANAL-52 nous suggèrent que des séquences RDB suffisamment proches existent déjà dans la diversité des lignées circulant dans les chauves-souris, et qu'il n'est peut-être pas nécessaire d'invoquer une étape d'évolution adaptative dans un hôte intermédiaire. Des contacts plus fréquents avec les espèces de chauves-souris sources, possiblement à la suite de déforestations, ont pu favoriser le passage du virus sur l'hôte humain ou sur les animaux qu'il côtoie et commercialise, expliquant la première flambée épidémique du marché de Huanan. Enfin, cette lacune d'une trentaine d'années implique que nous ne pouvons pas trancher au sujet de l'origine de l'épidémie, entre la zoonose simple, c'est-à-dire un saut d'un hôte non humain à un hôte humain, et l'hypothèse de la fuite de laboratoire qui impliquerait qu'un *Sarbecovirus* de chauve-souris ait été conservé et possiblement cultivé en laboratoire. Ce sont des arguments indépendants des informations obtenues par le séquençage des génomes qui soutiennent l'hypothèse de zoonose et qui n'apportent pas beaucoup d'arguments en faveur de l'hypothèse de la fuite de laboratoire (à l'exception de la localisation de l'Institut de virologie de Wuhan dans la même ville que le marché de Huanan, ainsi que l'emballement politico-médiatique).

Cependant, conserver un virus au congélateur ou le propager en culture de cellules en laboratoire peut exercer une influence sur l'évolution de son génome. Quand le virus est conservé au congélateur, il ne se réplique plus, ne mute plus et n'accumule plus de substitutions pendant ce temps de congélation. L'horloge moléculaire s'arrête. Un exemple nous a été donné par un arbovirus responsable de la fièvre catarrhale ovine ou maladie de la langue bleue[96] : ce virus a frappé les élevages de moutons et de bovins de 2006 à 2010, avant d'être contrôlé par la vaccination ; puis il est réapparu dans les élevages français en 2015, déclenchant une deuxième épidémie. L'analyse de la phylogénie et de l'horloge moléculaire a montré que l'accumulation de substitutions a cessé pendant sept ans, de 2008 à 2015, avant de reprendre à l'occasion de la propagation du virus pendant la deuxième épidémie. On a pu en déduire que le virus ne s'était pas répliqué pendant cette période, son évolution ayant été « congelée ». Bien qu'il s'agisse d'une preuve indirecte, ce résultat suggère fortement qu'une souche de laboratoire est responsable de la réémergence du virus de la fièvre catarrhale ovine en 2015. Dans le cas du SARS-CoV-2, nous n'observons aucune déviation de l'horloge moléculaire synonyme qui avance à une fréquence constante dans le temps entre les lignées de *Sarbecovirus* prélevées chez des chauves-souris et la lignée du SARS-CoV-2[97]. On peut donc en conclure que nous ne détectons aucune anomalie d'évolution du génome qui pourrait abonder l'hypothèse d'un séjour en laboratoire, à moins qu'il n'ait été extrêmement court, ce qui expliquerait qu'il n'ait pas laissé de trace.

L'ancêtre commun de tous les SARS-CoV-2

Les séquences des génomes permettent de dater avec précision et fiabilité l'ancêtre commun (MRCA) des virus échantillonnés. Comme nous l'avons vu précédemment, l'approche peut être visualisée graphiquement par une corrélation entre la date d'échantillonnage des virus séquencés et la divergence à la racine de l'arbre en nombre de substitutions. Cette relation est présentée (*figure du haut de la page suivante*) avec les séquences de génomes publiées dans les bases de données au 10 février 2020. On obtient une droite de régression avec une pente de deux mutations par génomes et par mois et une intersection avec l'abscisse début décembre 2019. Une analyse plus sophistiquée avec un jeu de données similaire donne la date du 29 novembre 2019 (intervalle de confiance à 95 % : 28 octobre-20 décembre) pour le MRCA[98].

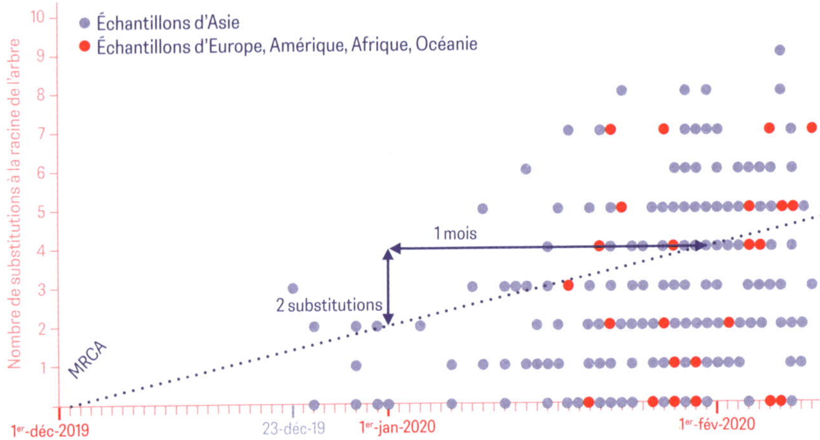

Relation entre la date d'échantillonnage des virus séquencés et la divergence à la racine de l'arbre en nombre de substitutions. Plusieurs points peuvent être superposés. La droite de régression a une pente de deux substitutions par génome et par mois, et elle coupe l'abscisse le 2 décembre 2019. La première séquence a été échantillonnée le 24 décembre 2019.

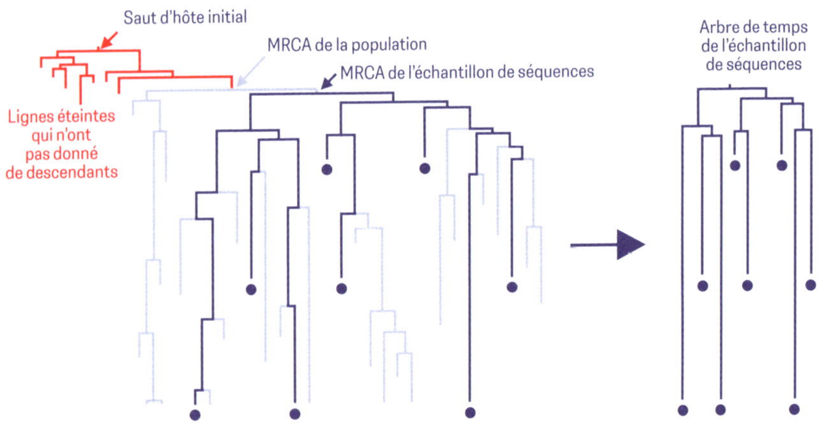

Schéma explicatif montrant le chemin évolutif des lignées échantillonnées, en noir, des lignées non échantillonnées, en gris, le MRCA de l'échantillon de séquences, le MRCA de la population (ici l'échantillon de séquences ne permet pas d'obtenir un chemin évolutif, en noir, qui passe par le MRCA de la population, et le MRCA de l'échantillon est un peu plus récent que le MRCA de la population), et le chemin évolutif antérieur au MRCA de la population auquel nous n'avons pas accès, en rouge, même en échantillonnant davantage.

Cet ancêtre commun n'est pas forcément l'ancêtre de toute la population de virus, mais celui de l'échantillon de séquences. On ne peut jamais être complètement sûr d'avoir échantillonné le chemin évolutif qui passe par le MRCA de la population (*figure ci-contre, en bas*), mais plus le nombre de séquences déposées dans les bases de données augmentait et plus la date du MRCA convergeait vers la fin novembre, suggérant que le chemin évolutif incluant le MRCA de la population était bien inclus dans l'arbre des séquences échantillonnées[99].

Une analyse ultérieure, réalisée sur 583 génomes complets échantillonnés entre décembre 2019 et avril 2020[100], donnait un résultat semblable : 9 décembre 2019 (intervalle de confiance à 95 % : 17 novembre-20 décembre). Pour savoir ce qui s'est réellement passé avant la fin novembre, il faut exploiter d'autres informations que des séquences de génomes[101]. Cependant, il est important de souligner que toutes les lignées qui ont éventuellement circulé antérieurement à cette date n'ont pas été à l'origine de chaînes de contaminations pérennes et se sont toutes éteintes (*figure ci-contre, en bas*). Ce sont les lignées descendantes de ce MRCA de fin novembre, et seulement celles-ci, qui ont contribué à la pandémie mondiale de Covid-19. Parmi les descendants, il y a eu le virus qui a contaminé un homme de 65 ans ayant développé une pneumonie particulièrement sévère et atypique et qui a tout de suite alerté les médecins et les virologues de Wuhan. Ces derniers ont notamment prélevé un échantillon le 24 décembre 2019 sur ce patient, et après avoir diagnostiqué la présence d'un coronavirus, ont séquencé le premier génome de ce nouveau virus (*figure ci-contre, en haut*). Les autres premières séquences provenaient d'individus ayant eux aussi développé des symptômes sévères durant la deuxième quinzaine de décembre 2019. À la suite de cette découverte, une enquête a permis de retrouver des malades, présentant des symptômes semblables mais un peu moins sévères, qui avaient fréquenté le marché de Huanan (le premier ayant développé des symptômes le 10 décembre[102]). En faisant l'hypothèse raisonnable que ce malade de mi-décembre avait aussi une Covid-19 due à une lignée fille du même MRCA, il nous manque environ trois semaines de suivi de la propagation, durant lesquelles le virus a circulé sous les radars dans des hôtes humains non détectés ou des hôtes non humains. Quoi qu'il en soit, les datations démontrent que les médecins et virologues de Wuhan ont été d'une réactivité et d'un professionnalisme tout à fait remarquables, et il ne serait pas très rationnel de le remettre en question. Il est d'ailleurs probable que l'intervalle de temps entre le MRCA et l'obtention du premier génome aurait été plus long dans bien d'autres pays, y compris occidentaux. Une analyse similaire de la date du MRCA à partir des premières séquences européennes suggère que le SARS-CoV-2 s'est propagé sous les radars pendant un mois *a minima* entre la Chine et l'Europe, avant d'être détecté[103], alors même qu'il était attendu et activement recherché. Le mythe de la traque du patient zéro, qui serait scientifiquement capital, est une fable hollywoodienne. En réalité, et pour un virus qui provoque des symptômes le plus souvent assez banals, voire pas de symptôme du tout, les lacunes dans l'histoire de la propagation du SARS-CoV-2 sont plutôt standards.

Détecter l'évolution adaptative: les variants

L'analyse des séquences des génomes viraux peut permettre d'identifier des changements de pressions sélectives et des phases d'évolution adaptative des protéines qui conduisent à l'émergence de nouveaux variants. Depuis la fin 2020 et l'évolution adaptative du variant Alpha, les variants apparus indépendamment ont été détectés pour la première fois dans différents pays (par exemple au Royaume-Uni, en Afrique du Sud, au Brésil, aux États-Unis ou en Inde) et se sont répandus très efficacement. Cette situation soulève une série de questions importantes. Comment pouvons-nous identifier au plus tôt les variants qui ont acquis un véritable avantage sur le plan adaptatif ? Les variants du SARS-CoV-2 peuvent-ils émerger chez des patients chroniquement infectés au cours d'une longue bataille avec une réponse immunitaire imparfaite ? Peuvent-ils émerger à l'occasion d'une propagation dans des élevages animaux, ou en culture, dans des cellules de primate au laboratoire ? Une course coévolutive aux armements se mettra-t-elle en place entre le virus et le système immunitaire humain permettant à de nouvelles souches de contourner l'immunité acquise par les infections antérieures (ce qu'on appelle la dérive antigénique) ? Cela peut aussi inclure des vaccins imparfaits qui peuvent sélectionner non seulement des virus à l'épreuve du système immunitaire, mais aussi potentiellement des virus plus virulents.

Dans le contexte d'une épidémie en cours, un défi majeur consiste à distinguer si un variant présente un véritable avantage adaptatif par rapport à ses ancêtres ou s'il est équivalent à ses ancêtres d'un point de vue adaptatif, mais qu'il a profité d'une flambée épidémique localisée pour « surfer », par chance, sur la vague épidémique et augmenter en fréquence. Une première caractéristique des variants de SARS-CoV-2 qui se sont succédé est qu'ils présentent tous une accélération significative du taux de substitution non synonyme. Généralement, on les repère tout d'abord par une longue branche (*figure ci-contre, en haut*). Il y a souvent des longues branches menant à une seule ou à quelques séquences, mais elles correspondent à des erreurs de séquençage qui n'ont pas été bien nettoyées. Il faut donc que la longue branche soit « soutenue » par un groupe de séquences. Ceci suggère également que si le variant est bien adaptatif, il a déjà atteint une fréquence suffisante pour commencer une propagation inaltérable.

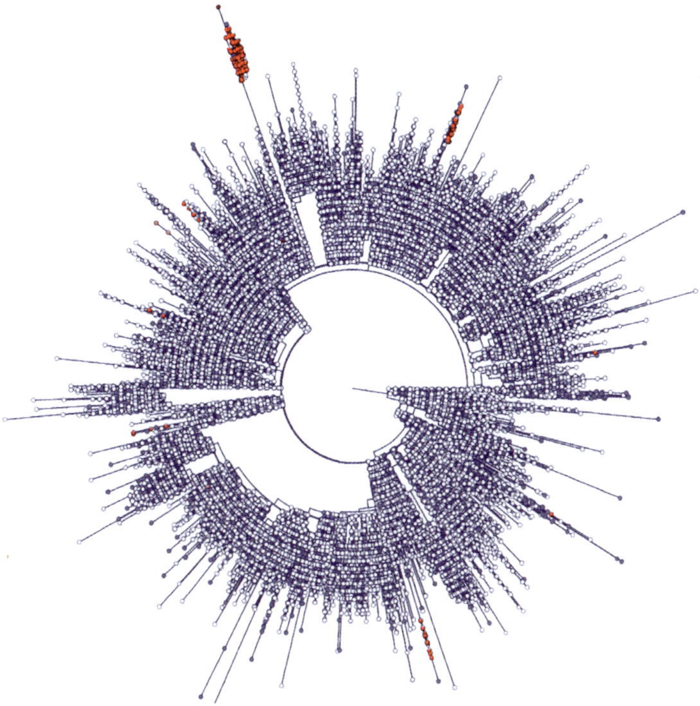

Arbre phylogénétique de divergence partagé le 9 décembre 2020 par Andrew Rambaut sur Twitter (aujourd'hui X). Il y avait déjà tellement de séquences qu'il a utilisé une représentation en cercle. Il n'est maintenant plus possible de représenter toutes les séquences sur un même arbre dans la même figure, et il faut sous-échantillonner les séquences en éliminant celles qui se ressemblent trop. On observe un groupe de séquences très divergentes au bout d'une longue branche, en rouge (une *lollipop*) : c'est le variant qui sera dénommé « variant Alpha ».

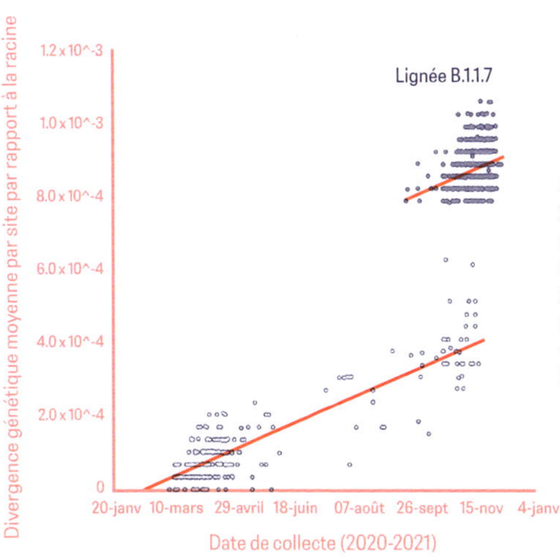

La relation entre la date d'échantillonnage et la divergence à la racine de l'arbre présente un décrochement qui démontre une accélération évolutive du variant Alpha avant que celui-ci ne reprenne un rythme d'accumulation des substitutions standard.

On recherche donc dans l'arbre phylogénétique des *lollipops* (« sucettes ») un groupe de séquences au bout d'une longue branche. D'autre part, une longue branche peut être due à un ensemble de séquences échantillonnées très récemment ; il faut donc relier la longueur de la branche au temps écoulé. On peut identifier une accélération en comparant le taux de substitution non synonyme au taux de substitution synonyme. En effet, comme expliqué plus haut, les substitutions synonymes procurent une horloge moléculaire robuste et souvent stable – ce qui a été le cas pour le SARS-CoV-2. L'horloge synonyme est restée stable à un rythme de 0,6 substitution synonyme par génome et par mois pendant deux ans et demi, sans dévier de ce rythme[104]. Entre deux phases adaptatives, c'est-à-dire entre un variant et son successeur, l'horloge non synonyme est de 1,4 substitution non synonyme par génome par mois, ce qui, combiné à l'horloge synonyme, nous donne les 2 substitutions par mois annoncées plus haut. En dehors des périodes adaptatives, on attend donc 7 substitutions non synonymes pour 3 substitutions synonymes, soit 2,33 fois plus. En revanche, le rythme s'accélère dans une branche qui mène à un nouveau variant adaptatif. C'est très visible sur le graphique de la relation entre date d'échantillonnage et divergence à la racine de l'arbre réalisée pour étudier le variant Alpha (*figure page précédente*). Dans la branche menant à Alpha, on observe 15 substitutions non synonymes pour 5 substitutions synonymes, soit 3 fois plus. Dans la branche menant au variant Delta, il y a 26 substitutions non synonymes pour 3 substitutions synonymes seulement, soit presque 9 fois plus. Sur trois ans d'évolution du SARS-CoV-2, l'horloge non synonyme a été en moyenne de 2,15 substitutions non synonymes par génome par mois, alternant du 1,4 en vitesse de base et du plus rapide, lors de l'accélération évolutive des variants. L'horloge de l'ensemble des substitutions, non synonymes et synonymes combinées, est de 2,7 substitutions par génome par mois, alternant des périodes à 2 substitutions par mois pendant les phases neutres et des périodes plus rapides, mais seulement sur le taux de substitutions non synonymes[105].

Une deuxième caractéristique des variants est la présence de changements en acides aminés clés ayant des effets fonctionnels connus et stratégiques pour la propagation du virus. Le domaine de liaison au récepteur de la protéine Spike (RDB) est, par exemple, une région du génome dans laquelle on trouve ce type de positions protéiques clés, et elle est particulièrement scrutée par les spécialistes. Le changement sur le codon 484 (*figure p. 108*) qui transforme un glutamate (noté « E » en une lettre ou « Glu » en trois lettres) en une lysine (notée « K » en une lettre ou « Lys » en trois lettres), et qui est appelé « E484K », est l'un des premiers changements à avoir attiré l'attention pour ses propriétés fonctionnelles. Les variants possèdent souvent des modifications sur plusieurs de ces codons.

Enfin, les changements en acides aminés des variants ont tendance à être observés de façon indépendante dans plusieurs branches de l'arbre. On parle d'évolution parallèle ou convergente, avec différentes lignées qui partagent le même changement dans des contextes génétiques différents. Il est difficile de démontrer la convergence à l'échelle moléculaire, mais il existe des méthodes pour détecter les codons à évolution non synonyme rapide. Elles sont aussi basées sur le même principe de la comparaison non synonyme/synonyme, mais à l'échelle d'un simple codon. Elles nécessitent une phylogénie raisonnablement étoffée afin de disposer d'un nombre suffisant de substitutions pour un codon candidat donné. Des chercheurs[106] ont utilisé cette approche pour identifier les codons à évolution rapide et convergente, ce qui leur a permis de montrer que les codons identifiés évoluaient rapidement chez les variants pendant les phases d'adaptation rapide. Il est intéressant de noter qu'en plus des régions fonctionnelles qui attirent l'œil des virologues, beaucoup de régions protéiques aux fonctions inconnues ont également évolué très rapidement. La taille de la population de virus est tellement gigantesque qu'une mutation donnée se produit assez souvent à l'échelle de la population globale de virus. C'est l'ensemble des substitutions accumulées dans la chaîne de propagation ayant abouti à la nouvelle séquence génomique qui explique l'avantage sélectif d'un nouveau variant.

Ces trois caractéristiques, évolution protéique rapide, changements d'acides aminés clés et changements parallèles, sont des empreintes connues de longue date de l'évolution adaptative à l'échelle moléculaire[107] ; elles ont permis la détection anticipée de variants dans les pays qui ont déployé d'importants efforts de séquençage et qui partagent immédiatement leurs données, comme le consortium Covid-19 Genomics UK Consortium (COG-UK). Ces variants peuvent ensuite être suivis pour vérifier si leur fréquence augmente chaque fois qu'ils sont introduits dans un nouveau lieu. La détection d'une adaptation à l'échelle moléculaire s'est révélée une excellente prédiction de la propagation du variant qui s'est ensuivie. Des essais fonctionnels en laboratoire permettent aussi de tester les effets des principales substitutions, notamment l'affinité pour les récepteurs humains, l'évitement des anticorps ou la résistance aux vaccins ou aux traitements.

« Monstres prometteurs » et adaptation évolutive

Inévitablement, on peut se demander comment un nouveau variant a accumulé si rapidement un nombre aussi important de substitutions. Un scénario souvent avancé est celui d'une évolution longue au sein d'un hôte immunodéprimé. Une variante de ce scénario est celle de la propagation du virus en culture de cellules de primate dans un laboratoire. Une autre option est celle d'un réservoir animal dans lequel le virus aurait circulé avant de revenir chez l'humain. Dans tous les cas, on s'attend à une accélération de l'horloge non synonyme, dans le cas d'un hôte immunodéprimé ou d'une culture en laboratoire par un relâchement de contrainte sélective principalement, car le virus évolue sans pression immunitaire ; dans le cas d'un réservoir animal cela s'explique principalement par une adaptation au nouvel hôte animal. Ces hypothèses prédisent un retour difficile dans la circulation d'hôtes humains immunocompétents, auxquels ces lignées ne sont plus bien adaptées. Elles expliquent le grand nombre de substitutions, mais pas le fait qu'elles soient adaptatives, alors que c'est surtout ce deuxième point qui doit nous intéresser. Il faut donc imaginer que bien que ces routes évolutives soient principalement des « culs-de-sac » évolutifs, elles sont empruntées un si grand nombre de fois que, par « chance », une combinaison rare de substitutions qui procurent un avantage est finalement obtenue. On utilise parfois la métaphore du « monstre prometteur » : des monstres (car très différents) mal adaptés évoluent tellement souvent qu'un événement rare se produit et un monstre chanceux évolue en une nouvelle combinaison génétique qui, au lieu d'être défavorable, lui procure un avantage sélectif, une innovation évolutive. Ainsi, une troisième hypothèse s'offre à nous, la plus simple finalement : cette route évolutive compliquée, impliquant un ensemble de mutations générant collectivement cette nouvelle combinaison génétique favorable, est obtenue à partir de la diversité génétique gigantesque des lignées virales se propageant dans la population humaine. Comme dans le cas des hôtes immunodéprimés ou, pire encore, dans celui d'un réservoir animal, la chaîne de variants intermédiaires n'est jamais échantillonnée. Dans cette hypothèse, la lignée chanceuse n'est pas vraiment un monstre, elle est toujours restée suffisamment adaptée à l'hôte humain pour se propager sous les radars. On dit alors que l'évolution est limitée par la mutation. À l'échelle d'une ou de quelques mutations, l'évolution n'est pas limitée, car la population de virus est énorme et toutes les mutations se produisent régulièrement, mais à l'échelle d'une combinaison de multiples mutations, la population n'est plus assez grande pour que cette combinaison se produise si souvent : on observe alors cette évolution par sauts. L'évolution du virus lors d'infections de longue durée chez des hôtes immunodéprimés est cependant l'hypothèse actuellement privilégiée pour expliquer l'évolution des variants préoccupants.

Variants préoccupants

Après l'apparition du dernier variant de type *lollipop*, Omicron, l'évolution du génome ne s'est plus vraiment faite par sauts adaptatifs spectaculaires dévoilés par une accélération de l'horloge moléculaire non synonyme, mais plutôt par vagues successives de remplacement d'un sous-variant par un autre. Il semble que l'évolution du SARS-CoV-2 est rentrée dans une phase de coévolution appelée « dérive antigénique » (*Antigenic Drift*). À la suite de l'immunité acquise pendant une vague d'infection, un variant est remplacé par un nouveau sous-variant qui n'est pas efficacement inhibé par les anticorps qui empêchaient l'infection par le variant précédent, et ainsi de suite. Cependant, il n'est pas dit qu'un nouveau saut adaptatif de type *lollipop* ne se produise pas à nouveau. Le sous-variant XBB est une sorte de saut adaptatif permis par un événement de recombinaison entre deux lignées, qui, dans son principe, ressemble à une accumulation de substitutions dans une longue branche. Un nouveau variant de type *lollipop*, BA.2.86, avec une longue branche de 43 substitutions (32 non synonymes dont 22 dans Spike et seulement 11 synonymes) a été détecté durant l'été 2023, et rapidement listé par l'OMS comme variant à suivre. Ce classement très précoce, malgré le petit nombre de séquences échantillonnées à ce moment-là, démontre que la détection des *lollipops* est maintenant interprétée comme un signe avant-coureur pris au sérieux.

L'analyse des génomes viraux donne des informations précieuses. Parmi celles-ci, on insiste souvent sur les résultats qui éclairent nos connaissances : l'hôte animal avec la séquence virale la plus proche, l'âge de l'ancêtre commun et donc la date présumée de l'émergence de la maladie, la détection des nouveaux variants avant qu'ils n'aient explosé en fréquence. Dans ce chapitre, nous avons aussi essayé de mettre en lumière comment l'analyse des séquences génomiques nous permet de mieux délimiter nos manques de connaissances. Et ce, qu'il s'agisse par exemple de la lacune de trente ans de circulation du virus dans des hôtes animaux indéterminés qui nous empêche de conclure sur l'existence et l'identité d'un hôte intermédiaire entre les chauves-souris *Rhinolophus* et les humains, ou encore la lacune de trois semaines entre le MRCA et la première détection chez l'humain qui ne nous permet pas de savoir avec certitude si le saut d'hôte a réellement eu lieu dans le marché de Huanan ou ailleurs. De la même façon, l'absence de déviation de l'horloge moléculaire n'abonde pas dans le sens de l'hypothèse du stockage ou de la propagation du virus en laboratoire. L'identification de codons à évolution rapide dans des régions protéiques dont on ignore la fonction pose aussi beaucoup de questions, alors même que tous les projecteurs sont orientés vers les mutations de la protéine Spike, comme si ce virus se résumait à ce gène unique (ce qui est une approximation peut-être raisonnable en période de dérive antigénique, mais pas pour les sauts adaptatifs qui touchent d'autres régions du génome et d'autres traits que l'échappement aux anticorps). L'analyse des génomes nous disait quels débats étaient vains et inutiles, mais ils ont tout de même eu lieu. Nous avons essayé ici de vous armer au mieux pour vous aider à déchiffrer les informations qui vous parviendront dans le futur, en espérant qu'il n'y aura pas d'autres pandémies de sitôt.

La phylodynamique : utiliser la diversité pour comprendre la dynamique de l'épidémie

PATRICK HOSCHEIT

Chargé de recherche INRAe, laboratoire Mathématiques et informatique appliquées du génome à l'environnement (MaIAGE), Université Paris-Saclay, INRAe, Jouy-en-Josas , France

La phylodynamique est un ensemble de méthodes permettant d'étudier la dynamique de propagation d'un pathogène à partir de l'observation de son évolution moléculaire, c'est-à-dire à partir des changements observés dans les séquences génétiques du pathogène. En effet, pour certains organismes, en particulier les virus à ARN, l'évolution moléculaire est rapide et se déroule sur une même échelle de temps que la dynamique de propagation : les deux processus sont alors intimement liés. La disponibilité croissante de données génomiques et l'intégration de métadonnées (comme les dates de collecte des échantillons) dans les modèles permettent d'estimer des caractéristiques épidémiologiques du pathogène, y compris lorsque des observations directes sont absentes.

Origine et histoire de la phylodynamique

Le terme « phylodynamique » a été introduit en 2004 dans un article de Bryan Grenfell et ses coauteurs[108]. Il y est exposé que l'évolution des pathogènes, et en particulier des virus à ARN, est influencée par des facteurs qui leur sont spécifiques en raison de leur mode de reproduction (liée à une population d'hôtes) et de leur vitesse d'évolution. Ces principes sont valables, en théorie, aussi bien pour les virus que pour les bactéries (voire pour des populations eucaryotes se reproduisant de façon clonale comme les cancers), mais nous étudierons dans ce chapitre le cas des virus à ARN, qui constituent l'application la plus évidente et la plus usuelle de ces idées. Dans tous les cas, le facteur déterminant pour l'étude phylodynamique d'une population de pathogènes est l'échelle de temps comparable pour l'évolution observable des pathogènes et les dynamiques de transmission qui déterminent la structure de leur population.

Par exemple, des virus à ARN, comme le virus de la dengue ou celui de l'hépatite C, possèdent un génome d'environ 10 000 nucléotides et accumulent des substitutions (c'est-à-dire des mutations qui remplacent une lettre du génome par une autre) à une vitesse de l'ordre de 10 substitutions par génome et par an. En d'autres termes, en partant de deux copies identiques du virus qui se propageraient de façon indépendante dans la population, on peut s'attendre à observer autour de 20 différences en comparant les génomes des descendants de l'une et de l'autre copie après un an (chacun ayant accumulé 10 substitutions et sachant qu'il y a très peu de chances qu'il y ait les mêmes substitutions entre les deux copies de virus). Cette différence est suffisante pour être observable directement par séquençage. Cette échelle de temps est suffisamment courte pour que les variations de la taille de population des pathogènes, par exemple celles liées à l'immunité de la population hôte ou à la variation de facteurs environnementaux influençant la transmission, aient un impact significatif sur l'évolution observable de la diversité génétique des virus.

Au cours des vingt dernières années, des méthodes statistiques ont été développées pour permettre d'estimer les propriétés épidémiologiques du virus à partir de données génétiques, souvent présentées sous la forme d'alignements de séquences partielles ou complètes. Ces méthodes reposent toutes sur un modèle d'arbre phylogénétique pour un échantillon de pathogènes dans un environnement donné. Deux grands cadres existent : les modèles dits de « coalescents », issus de la génétique des populations classique et qui ont été conceptualisés par John Kingman en 1982[109] ; et les modèles de « naissance et mort », développés à l'origine pour décrire la spéciation et l'extinction d'espèces macroscopiques, notamment par Nee et ses coauteurs, en 1994[110], appliqués à l'étude de virus par Stadler, en 2012[111]. De façon schématique, les coalescents visent à décrire l'évolution passée d'une population à partir d'observations faites dans le présent, alors que les modèles de « naissance et mort » modélisent plus finement le processus d'apparition (« naissance ») et de disparition (« mort ») de souches virales. Le développement de ce cadre théorique s'est accompagné de l'explosion du volume de données génétiques disponibles. Ainsi, dans l'étude originelle de Grenfell sont présentées des phylogénies construites à partir de quelques dizaines de séquences partielles, collectées parfois sur plusieurs décennies.

En 2014-2015, un effort de séquençage très important a permis de collecter plus de 1 600 séquences complètes du virus Ebola lors de l'épidémie ayant frappé le Liberia, la Guinée et la Sierra Leone, ce qui représente près de 10 % de l'ensemble des cas. En octobre 2023, ce sont plus de 16 millions de séquences de SARS-CoV-2 qui sont mises à disposition de la communauté des chercheurs au sein de la base de données internationale GISAID, reflétant à la fois la baisse des coûts de séquençage et l'importance accrue des méthodes moléculaires (dont l'analyse phylodynamique) pour le suivi des épidémies virales.

Démographie et inférence épidémiologique

En partant d'un arbre phylogénétique retraçant l'histoire évolutive d'un échantillon de séquences virales, on peut estimer la taille passée de la population dont l'échantillon est issu à partir de l'observation suivante. Pour une épidémie qui se propage dans une population de petite taille, par exemple un village, si on choisit deux personnes au hasard parmi toute la population infectée à un moment donné, elles auront une probabilité importante d'avoir été contaminées par une seule et même source. À l'inverse, si on considère la même épidémie dans une grande ville, cette probabilité sera beaucoup plus faible, le nombre d'« infecteurs » potentiels étant beaucoup plus grand. Si les deux personnes n'ont pas été infectées par une même personne, on peut poursuivre le raisonnement pour les deux individus les ayant infectées. Ainsi, la taille de la population ancestrale aura pour effet de dilater ou de contracter les branches de la phylogénie : une grande taille de population conduira à des longues branches, puisqu'un plus grand nombre d'événements d'infection sont nécessaires pour trouver l'ancêtre commun des virus échantillonnés au hasard dans la population. Cette observation peut ensuite être développée pour faire une distinction entre des scénarios dans lesquels la propagation est exponentielle (comme un virus très contagieux infectant une population immunitairement naïve) ou approximativement constante (comme des virus se diffusant de façon endémique). La méthodologie statistique permettant d'estimer précisément les variations historiques de la taille de la population a été développée au début des années 2000, notamment par Oliver Pybus, Andrew Rambaut et Alexei Drummond.

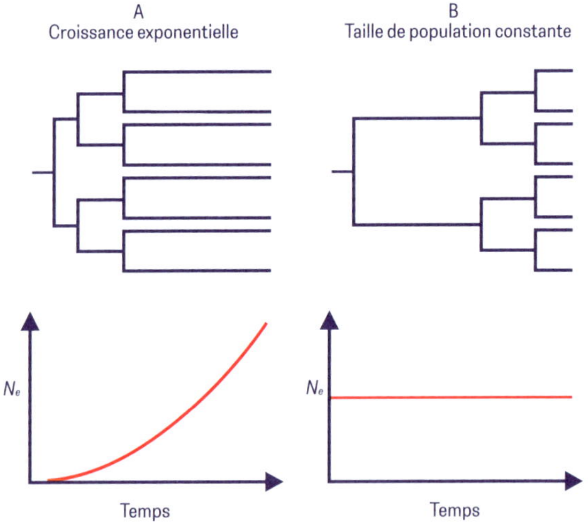

Illustration schématique d'un arbre phylogénétique d'une population virale sous deux scénarios démographiques : population en croissance exponentielle (gauche), caractérisée par de longues branches près des feuilles, et population constante (droite), caractérisée par de courtes branches près des feuilles. Figure d'après Volz *et al.* (2013).

Dans leur forme la plus simple, celle d'une population croissant de façon exponentielle $N(t) = exp(r\ t)$, ces méthodes permettent d'estimer le taux de croissance r de l'épidémie, qui est directement relié au nombre de reproduction de base R_0 du pathogène. Celui-ci représente le nombre de cas secondaires engendrés par un individu infecté et constitue un paramètre clé à estimer lors d'une émergence virale. (Il existe d'autres manières d'estimer le R_0, qui ne reposent pas sur la disponibilité de séquences génétiques.) Pour le SARS-CoV-2, une première analyse de ce type a été réalisée début février 2020 par l'équipe de Trevor Bedford, à partir de quelque 53 séquences complètes liées à l'épidémie en Chine (échantillonnées directement en Chine ou chez des voyageurs revenant de Chine). Elle a permis non seulement d'estimer la date du plus récent ancêtre commun de cet échantillon (autour du 3 décembre 2019), mais aussi de donner une estimation du temps de doublement épidémique de 7,2 jours, comparable à des estimations obtenues à partir de l'observation du nombre de cas (par exemple, d'autres auteurs[112] estiment un temps de doublement de 6,4 jours). Des analyses plus poussées, en utilisant des jeux de données plus importants, auraient permis d'obtenir des résultats plus fins, par exemple de distinguer l'épidémie de Wuhan de celle d'autres villes chinoises, ou encore de quantifier la diminution du nombre de reproductions après l'introduction de mesures de contrôle très sévères des populations.

Des métadonnées pour retracer le parcours de l'épidémie

Au-delà de l'estimation de variations ancestrales de la taille de la population, les analyses phylodynamiques permettent d'intégrer un grand nombre d'informations qui peuvent être associées aux séquences génétiques des pathogènes, comme le lieu où elles ont été prélevées, l'espèce ou encore le statut clinique éventuel du patient. On peut alors construire des modèles prenant en compte ces données supplémentaires et étudier l'influence de ces variables sur la propagation et l'évolution du virus.

Le cas le plus fréquent se présente lorsqu'on cherche à comprendre par quels moyens et à quelle vitesse un virus se propage spatialement. Ces méthodes reposent sur l'utilisation de phylogénies spatialisées, c'est-à-dire dont chaque point de l'arbre, qu'il soit sur une branche interne ou une feuille correspondant à une séquence observée, est associé à une localisation spatiale. Ces dernières peuvent être continues (comme une coordonnée GPS) ou discrètes (comme une indication de pays). La difficulté provient alors du fait que les seules informations dont on dispose émanent des séquences observées, donc des feuilles de l'arbre. Par exemple, un article[113] a étudié l'invasion du virus West Nile aux États-Unis au début des années 2000 et la façon dont le virus s'est propagé de la côte est, où il avait été introduit, vers la côte ouest. En utilisant un ensemble de 104 séquences géolocalisées, les auteurs de cette étude ont pu calculer la vitesse de diffusion du virus (en moyenne, autour de 200 kilomètres carrés par jour) et surtout montrer que la dispersion était caractérisée par des événements rares de transmission à longue distance plutôt qu'à une diffusion continue à courte distance, ce qui souligne l'importance du mouvement des hôtes de ce virus, en l'occurrence les oiseaux migrateurs et les êtres humains.

Dans le cas du SARS-CoV-2, des études ont pu utiliser ces méthodes pour comprendre la façon dont le virus s'est propagé en Europe au cours de l'année 2020. En utilisant un ensemble de plus de 50 000 séquences, dont 26 000 provenant du Royaume-Uni, du Plessis *et al.*[114] ont pu montrer le rôle crucial joué par les voyageurs en provenance des pays du Sud de l'Europe (Italie et Espagne notamment) dans l'introduction du virus au Royaume-Uni. Cette étude estime que plus de 800 introductions distinctes ont eu lieu en provenance d'Italie, d'Espagne et de France, essentiellement au cours des deux premières semaines de mars, contre seulement 4 ou 5 en provenance directe de Chine, fin janvier, avant que des mesures de restriction des transports n'aient été mises en place. En permettant de distinguer épidémiologiquement des lignées de transmission au moyen de leur séquence génétique, l'approche phylodynamique permet ici de trancher entre des scénarios équivalents du point de vue du nombre de cas observés, et donc d'obtenir des informations importantes sur les modes d'importation du pathogène.

D'autres sources de données, associées aux séquences génétiques, ont également pu être utilisées. Pour des virus pouvant potentiellement infecter de multiples espèces, il est par exemple important de comprendre la dynamique du saut d'espèce, qui est le processus par lequel une souche virale adaptée à une certaine espèce parvient à infecter et à s'adapter à une nouvelle espèce. Une étude de 2010[115] applique des méthodes phylodynamiques au cas de la transmission de la rage entre différentes espèces de chauves-souris en Amérique du Nord. L'idée est essentiellement la même que pour les mouvements géographiques : si l'on retrouve chez une espèce A un virus fortement apparenté à des échantillons de virus habituellement observés dans une espèce B, il est vraisemblable qu'un saut d'espèce a eu lieu de l'espèce B vers l'espèce A. Les auteurs ont ainsi pu montrer que pour la rage, les transmissions avaient lieu préférentiellement entre espèces de chauves-souris phylogénétiquement proches. La question des sauts d'espèce s'est posée de façon particulièrement aiguë pour le SARS-CoV-2, où des méthodes phylodynamiques ont pu être utilisées pour comprendre précisément la façon dont le virus est passé dans la population humaine fin 2019. Ces méthodes ont permis de proposer un scénario selon lequel le SARS-CoV-2 aurait émergé dans la population humaine à la suite de deux sauts d'espèce distincts mais rapprochés dans le temps et dans l'espace, à partir d'une espèce animale inconnue[116]. Pour l'heure, les seuls échantillons de SARS-CoV-2 disponibles datant de l'époque de l'émergence sont issus de patients humains ;

la découverte de virus suffisamment proches circulant dans des espèces animales fin 2019 serait une avancée majeure pour permettre de comprendre les conditions dans lesquelles s'est produite l'émergence de SARS-CoV-2.

Dans l'ensemble, l'analyse phylodynamique permet de reconstruire des dynamiques non observées à partir d'échantillons de petite taille de la population virale. Elle constitue donc un complément intéressant à l'épidémiologie classique, qui se fonde sur l'observation du nombre de cas au fil du temps. L'explosion récente des capacités de séquençage, donc des données génomiques de virus pathogènes, représente une nouvelle opportunité mais aussi un défi important pour ce champ de recherches. En particulier, l'intégration de ces méthodes dans la réponse de santé publique aux épidémies n'est pas encore terminée : bien qu'elles soient désormais couramment utilisées pour apporter des éléments quasiment en temps réel dans des situations d'émergence (SARS-CoV-2, mais aussi les récentes résurgences d'Ebola), elles sont encore insuffisamment employées pour étudier des épidémies à l'échelle locale ou régionale, et ainsi adapter les réponses aux caractéristiques spécifiques de la transmission.

En permettant de distinguer épidémiologiquement des lignées de transmission au moyen de leur séquence génétique, l'approche phylodynamique permet de trancher entre des scénarios équivalents du point de vue du nombre de cas observés, et donc d'obtenir des informations importantes sur les modes d'importation du pathogène.

Vaccination et évolution des virus

SYLVAIN GANDON
SÉBASTIEN LION

Directeurs de recherche CNRS, Centre d'écologie fonctionnelle et évolutive (CEFE), CNRS, Université de Montpellier, EPHE, IRD, Montpellier, France

Les virus, comme tous les organismes « vivants[117] », sont capables de s'adapter à leur environnement. Ce processus d'adaptation nécessite deux ingrédients principaux :

- la variation génétique introduite par mutation et recombinaison, qui permet de générer de nouvelles formes du virus, qu'on appellera des variants ;
- la sélection naturelle qui favorise les variants qui sont le mieux adaptés à leur environnement, c'est-à-dire la population d'hôtes dans laquelle se propage le virus.

La vitesse du processus d'adaptation dépend donc directement de la variabilité génétique et de l'intensité de la sélection. Pour la majorité des espèces, ce processus est relativement lent car les taux de mutation génétique sont très faibles et l'intensité de la sélection est également très faible quand l'espèce est bien adaptée à son environnement. Mais les taux de mutation élevés des virus et leurs taux de réplication très rapides peuvent accélérer considérablement le processus d'adaptation.

Dans le cas du SARS-CoV-2, il était très difficile de prédire, a priori, la vitesse à laquelle cette adaptation aurait lieu. En 2020, la plupart des experts s'accordaient même sur le fait que cette adaptation serait sans doute limitée et qu'il fallait donc se concentrer sur le contrôle de la propagation du virus sans s'inquiéter des conséquences que pourraient avoir ces interventions sur son évolution. Quatre ans après le début de l'épidémie, la capacité d'adaptation du SARS-CoV-2 ne fait plus aucun doute. Les vagues de variants qui se succèdent depuis 2020 correspondent à l'émergence de combinaisons de mutations qui confèrent un avantage adaptatif aux nouveaux variants. Afin de mieux comprendre cette dynamique de l'adaptation, il est utile de distinguer plusieurs phases dans l'adaptation du SARS-CoV-2.

Première phase : adaptation à l'hôte humain

Au tout début de la pandémie, le SARS-CoV-2 n'était pas particulièrement bien adapté à l'hôte humain, car l'espèce humaine représentait une nouvelle espèce hôte. Ainsi, dans une première phase de l'épidémie, l'adaptation du virus lui a permis d'acquérir des mutations permettant de circuler plus rapidement dans une population et d'infecter ainsi un plus grand nombre d'hôtes. En effet, toute mutation associée à une augmentation du taux de transmission est très fortement sélectionnée au début d'une épidémie. Fin 2020, l'émergence et le succès du variant Alpha illustrent parfaitement cette première phase de l'adaptation du virus. En effet, des analyses de sa propagation ont permis de démontrer sa plus grande transmissibilité, et des mesures expérimentales de production de particules virales produites par un individu infecté ont confirmé ce résultat.

Cette première phase de l'adaptation virale a considérablement compliqué le contrôle de l'épidémie. En effet, il est beaucoup plus difficile de contenir la propagation d'un virus avec des taux de transmission plus élevés. Fort heureusement, le développement de vaccins a ouvert de nouvelles perspectives de contrôle de l'épidémie. Mais cette généralisation de la vaccination a également bouleversé la pression de sélection imposée sur le virus. En stimulant l'immunité de l'hôte, la vaccination modifie profondément l'environnement dans lequel se développe le virus. La campagne de vaccination, tout comme l'immunité naturelle acquise à l'issue d'une infection, a modifié le profil d'immunité de la population humaine. Cette modification parfois très rapide de l'environnement (il n'a par exemple fallu que quelques mois pour vacciner la majorité des adultes en Israël) marque la fin de cette première phase de l'adaptation, car le virus est alors confronté à un hôte mieux armé contre l'infection.

Deuxième phase: adaptation à l'immunité de l'hôte

Notre capacité immunitaire change au fur et à mesure des expositions successives aux antigènes que nous rencontrons, tout au long de notre vie. Le principe de la vaccination repose sur la capacité de notre système immunitaire à garder en mémoire cette rencontre avec les antigènes d'un pathogène afin de se préparer à de nouvelles infections par le même type de pathogènes.

Mais la population de pathogènes peut, elle aussi, changer au cours du temps. De manière analogue à l'évolution de la résistance aux antibiotiques par les bactéries, les pathogènes peuvent acquérir des mutations génétiques qui érodent l'efficacité vaccinale. Cependant, l'efficacité des vaccins est souvent bien plus durable que celle des antibiotiques. Cette durabilité s'explique par le fait que le vaccin est utilisé de manière prophylactique (avant l'infection), ce qui implique que la taille de la population qui fait face à cette réponse immunitaire est réduite, limitant également la variabilité génétique sur laquelle peut agir la sélection. Par ailleurs, la réponse immunitaire induite par la vaccination est souvent multidimensionnelle (différentes cellules immunitaires sont mobilisées), alors que l'action de l'antibiotique se limite souvent à une cible unique.

Ainsi, certains vaccins confèrent une immunité robuste qui bloque l'infection durablement. Par exemple, le vaccin contre la rougeole est particulièrement efficace : malgré le taux de mutation élevé du virus à ARN de la rougeole, l'émergence de variants capables de contourner l'immunité qu'il induit est très peu probable. Ce qui est remarquable avec ce vaccin, c'est que malgré le taux de mutation élevé du virus à ARN de la rougeole, il n'existe pas de variants capables de contourner l'immunité qu'il induit. À l'inverse, la vaccination contre le virus de la grippe ne confère pas une immunité durable. De nouveaux variants émergent naturellement par mutation et par des réarrangements des segments viraux. Cette évolution de la grippe résulte de la pression de sélection induite par la modification de l'immunité de la population après le passage d'une épidémie. Après une épidémie saisonnière, la grande majorité des hôtes infectés ont guéri et mis en place une immunité spécifique contre cette souche du virus. L'année suivante, les hôtes ayant développé une telle immunité seront protégés, et seules des souches présentant des variations dans les glycoprotéines à la surface de la membrane du virus (hémagglutinine et neuraminidases) pourront se propager rapidement dans la population. Cette pression de sélection entraîne un glissement antigénique de la grippe qui nécessite une mise à jour régulière du vaccin pour qu'il reste efficace face à un virus qui ne cesse de s'adapter.

Vaccination et évolution de la virulence

Si la grippe s'adapte en échappant à la reconnaissance de surface par l'immunité, il existe une alternative plus inquiétante. Certains pathogènes peuvent s'adapter en compensant les effets d'une augmentation de l'immunité et en investissant davantage dans la réplication à l'intérieur de leur hôte. Cette augmentation de la réplication permet d'exploiter à nouveau des hôtes immunisés et ainsi de rétablir un taux de transmission compatible avec la propagation dans une population vaccinée. Mais ces adaptations peuvent avoir des effets particulièrement délétères sur les hôtes non immunisés. L'augmentation de la réplication du pathogène chez un individu non protégé par son immunité peut augmenter les symptômes associés à l'infection et augmenter sa virulence. Cette augmentation sur des hôtes non vaccinés a été bien décrite dans la maladie de Marek, qui touche les élevages de volailles. Cette pathologie est causée par un virus oncogène, et la mise en place d'une vaccination à grande échelle a été suivie par l'émergence et la propagation de nouvelles formes plus virulentes du virus. Ce processus pourrait aussi être à l'œuvre dans le « succès » de certaines souches de coqueluche chez l'humain (le vaccin agit, dans ce cas, en neutralisant les toxines bactériennes produites par la bactérie *Bordetella*, responsable de la maladie).

Les exemples que l'on vient d'évoquer ci-dessus pourront peut-être nous aider à anticiper la réponse adaptative du SARS-CoV-2. Tout d'abord, il est important de rappeler que l'adaptation à la vaccination est la plupart du temps très limitée et que les vaccins constituent une protection souvent durable contre les infections. Par ailleurs, quand elle survient, l'adaptation n'entraîne que très rarement une aggravation de la maladie, et une mise à jour du vaccin contre le SARS-CoV-2 permet de protéger à nouveau les individus. Ainsi, comme pour la grippe, les nouveaux vaccins disponibles sont multivalents et prennent en compte l'échappement immunitaire des variants Omicron. En effet, plusieurs études ont pu mettre en évidence que certaines mutations spécifiques de la protéine Spike permettaient aux variants Omicron d'échapper à la reconnaissance par les anticorps spécifiques des variants ancestraux. Il semble donc que l'on soit dans un scénario proche du glissement antigénique observé chez le virus de la grippe. Ce processus va-t-il se prolonger? Faudra-t-il se faire vacciner régulièrement contre le SARS-CoV-2 avant l'hiver, avec de nouveaux vaccins comme pour la grippe ? Difficile de répondre à ces questions pour le moment, mais une meilleure compréhension de cette dynamique évolutive et épidémiologique permettra peut-être de mettre en place des stratégies de contrôle pour protéger plus durablement les populations. Cette compréhension passe par le développement de nouveaux modèles théoriques permettant de décrire les différentes étapes menant à l'apparition de nouveaux variants (mutation, recombinaison génétique) et à leur diffusion dans la population. Ces modèles doivent combiner une description fine des processus aléatoires à l'origine de nouvelles mutations et à leur transmission dans une population hétérogène, dans laquelle certains hôtes sont immunisés et d'autres sensibles à l'infection. Le développement de ces nouveaux outils passe par la collaboration entre des virologues, des mathématiciens et des biologistes de l'évolution.

De manière analogue à l'évolution de la résistance aux antibiotiques par les bactéries, les pathogènes peuvent acquérir des mutations génétiques qui érodent l'efficacité vaccinale.

Le suivi des variants en pratique

JACQUES VAN HELDEN
Professeur, Université Aix-Marseille
IMANE MESSAK
Ingénieure d'étude et développement Web
DAVID SALGADO
Ingénieur de recherche Inserm
ARTHUR LE BARS
Ingénieur CNRS
THOMAS DENECKER
Ingénieur de recherche en courtage de données

Institut français de bioinformatique (IFB-core), CNRS UAR3601, Évry, France

Une initiative mondiale de surveillance génomique

Dès le début de la pandémie, plusieurs pays ont mis en place des programmes de séquençage génomique des virus à SARS-CoV-2 à partir de prélèvements sur les patients, afin de pouvoir surveiller l'évolution du virus, détecter les nouveaux variants, évaluer leur transmissibilité et leur pathogénicité, et prendre les mesures sanitaires appropriées.

On appelle séquençage le processus qui permet de déterminer la succession (séquence) des nucléotides qui composent une molécule d'ADN. Des années 1970 au milieu des années 2000, le séquençage était réalisé par la méthode de Sanger, qui a été progressivement remplacée depuis 2007 par des technologies de séquençage à haut débit (*Next Generation Sequencing*) permettant d'automatiser le séquençage et de réduire fortement ses coûts. Le séquençage de génomes de virus prélevés sur des échantillons de patients est utilisé pour étudier l'évolution des virus, l'apparition et la propagation de variants dans les populations humaines, et pour retracer les événements de zoonose (transmission d'un animal à l'humain) et de rétrozoonose (transmission d'un l'humain à un animal).

En janvier 2021, l'OMS a préconisé cette approche pour mettre en place un programme mondial de surveillance génomique de SARS-CoV-2, en demandant à chaque pays de séquencer le génome de 5 à 10 % des prélèvements positifs. En France, le ministère de la Santé et des Solidarités et le ministère de l'Enseignement supérieur, de la Recherche et de l'Innovation ont chargé Santé publique France et l'Agence nationale de recherche sur le sida et les maladies infectieuses émergentes (ANRS|MIE) de mettre en place un plan de surveillance génomique et de recherche sur le virus SARS-CoV-2, ce qui a conduit à la constitution du consortium EMERGEN (surveillance et recherche sur les infections à pathogènes émergents via la génomique microbienne). Ce consortium a déployé un réseau de laboratoires de ville et hospitaliers couvrant l'ensemble du territoire français pour prélever les échantillons de patients positifs et les envoyer à une cinquantaine de laboratoires équipés de séquenceurs à haut débit afin de caractériser leurs séquences génomiques. Les données de séquençage et les métadonnées associées (informations sur les conditions de prélèvement et de traitement des échantillons) ont été collectées par l'Institut français de bioinformatique (IFB) et par l'Inserm sur une plateforme informatique spécialisée qui permet de les réanalyser, de contrôler leur qualité, de les soumettre aux entrepôts internationaux de séquences et d'y donner accès pour la surveillance sanitaire et la recherche.

Le traitement des séquences génomiques virales

L'exploitation des séquences génomiques nécessite préalablement un traitement bio-informatique[118] hautement spécialisé. En effet, les données primaires (également appelées « données brutes ») produites par les technologies de séquençage à haut débit consistent en millions de petits fragments d'ADN appelés « lectures », qu'il faut aligner sur le génome de référence afin de pouvoir identifier les éventuelles différences provenant de mutations dans la lignée du virus prélevé chez le patient. Ces mutations sont alors comparées aux descriptions des variants de référence, ce qui permet soit d'assigner l'échantillon à l'un ou l'autre variant déjà connu (si ses mutations correspondent), soit de découvrir un nouveau variant (fait beaucoup plus rare).

De janvier 2021 à juin 2023, le consortium a produit 750 000 séquences génomiques virales. Le nombre de virus séquencés a varié au cours du projet en fonction de l'incidence du virus pendant les vagues successives de l'épidémie.

L'exploitation des données de séquençage viral

La première exploitation des séquences consiste à déterminer le variant associé à chaque prélèvement. On a pu ainsi observer, en juin 2021, l'apparition du variant Delta, particulièrement préoccupant, puis, en décembre 2021, son remplacement par le variant Omicron, encore plus transmissible mais moins pathogénique.

Fréquences de variants au fil de la pandémie en France.

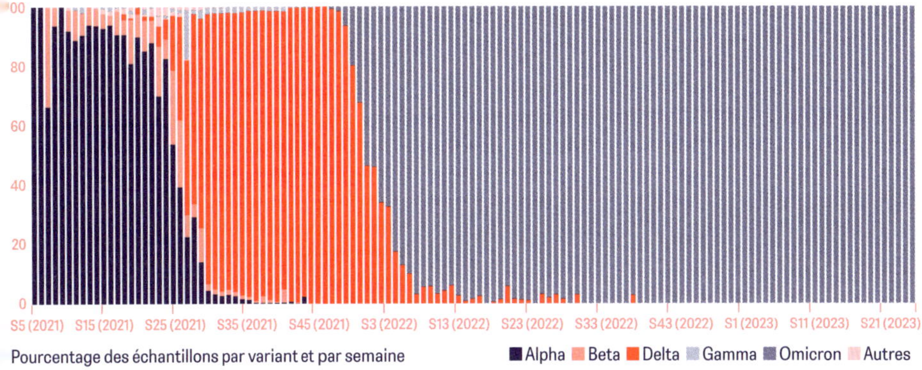

En complément à l'analyse évolutive basée sur les séquences virales, les métadonnées associées aux séquences virales contiennent des informations précieuses pour pouvoir exploiter les données. Par exemple, la connaissance précise du lieu de prélèvement permet d'étudier la propagation spatiale des variants.

Les données sur le patient, telles que l'âge, le sexe, les conditions particulières de santé (immunodépression, Covid long, échec vaccinal...) ou de mobilité (retours de l'étranger) fournissent autant d'informations précieuses pour le suivi épidémiologique.

Protection des données personnelles et de santé

Tout traitement informatique de données personnelles requiert une autorisation de la Commission nationale de l'informatique et des libertés (CNIL), qui peut être obtenue après un examen approfondi de la nature des données collectées, des risques auxquels les personnes concernées pourraient être exposées et des mesures de sécurité informatique mises en œuvre afin de réduire ces risques. En particulier, le traitement de données de santé requiert des mesures de protection particulièrement strictes, qui doivent être validées par une habilitation à l'hébergement des données de santé (HDS).

Au sein du consortium EMERGEN, les données sont d'emblée séparées en fonction du degré de protection requis pour leur traitement : les données non ou peu sensibles (génomes viraux, métadonnées « pseudonymisées » et trop imprécises pour permettre une réidentification des personnes par recoupement) sont traitées sur la plateforme bio-informatique de l'IFB, tandis que les métadonnées identifiantes sont orientées vers un espace certifié pour l'hébergement de données de santé opéré par l'Inserm.

Des données dans les entrepôts internationaux pour le partage des connaissances

Les données de séquençage et un sous-ensemble des métadonnées (soigneusement filtrés pour protéger les données personnelles) sont déposés dans des entrepôts internationaux afin d'être mis à disposition des organismes de surveillance sanitaire et des communautés de chercheurs du monde entier. Dès le début du projet, les séquences génomiques produites par le consortium EMERGEN ont été déposées sur GISAID, base de données recommandée par l'OMS, pour pouvoir centraliser les données de l'ensemble des initiatives nationales. GISAID permet un partage rapide des séquences génomiques et des métadonnées associées, sous licence protective, qui entraîne l'implication des producteurs de données dans la valorisation (publications, brevets). Les données produites par le consortium EMERGEN doivent également faire l'objet d'un dépôt à l'European Nucleotide Archive (ENA), l'une des trois bases de données de l'International Nucleotide Sequence Database Collaboration (INSDC), qui accueille les séquences d'ADN de tous les domaines de la biologie. Le dépôt à l'ENA présente l'avantage d'inclure les séquences brutes, parfois cruciales pour certaines réanalyses, par exemple la détection d'infections d'un patient par plusieurs virus, la recombinaison entre variants, ou encore pour approfondir les analyses phylogénétiques. De plus, les bases de données de l'INSDC sont en accès libre pour tous les publics, en accord avec la politique de science ouverte promue par la France.

Élargissement de la surveillance pour prévenir de futures pandémies

Il faut souligner que le consortium EMERGEN s'est construit dans l'urgence, au cœur de la crise sanitaire de la Covid-19, en s'appuyant sur les structures et sur les compétences existantes pour organiser en quelques semaines un réseau de collecte d'échantillons, augmenter la puissance de séquençage des laboratoires et créer une plateforme bio-informatique pour la collecte, le traitement, le contrôle qualité, la diffusion et l'accès aux données. À l'issue de la phase initiale du projet (de janvier 2021 à décembre 2022), un sous-ensemble de laboratoires a poursuivi un effort de séquençage à un rythme plus modéré. Cette réduction d'activité correspond également à l'atténuation de l'impact du virus et à la levée par l'OMS de l'alerte maximale sur la pandémie de Covid-19.

Nous savons que d'autres virus constituent des menaces pour l'humanité. C'est notamment le cas de la grippe aviaire, dont les cas de contamination d'oiseau à humain restent rares, mais présentent un taux de mortalité de 60 %. Il a été démontré que quelques mutations suffiraient pour rendre la souche H5N1 transmissible d'humain à humain, ce qui pourrait provoquer une pandémie sans précédent dans l'histoire de l'humanité. La France, tout comme bon nombre d'autres pays, désire donc se doter d'une infrastructure permettant de surveiller les virus en continu, afin de pouvoir réagir aussi rapidement que possible en cas de nouvelle crise sanitaire. C'est le but du projet EMERGEN 2.0, qui vise à élargir le panel d'instruments mis en place par le consortium EMERGEN, afin de couvrir d'autres microbes potentiellement pandémiques (à commencer par les virus respiratoires) prélevés chez l'humain ou sur des animaux (à commencer par les oiseaux d'élevage), en fournissant un outil de surveillance et de prévention contre les zoonoses.

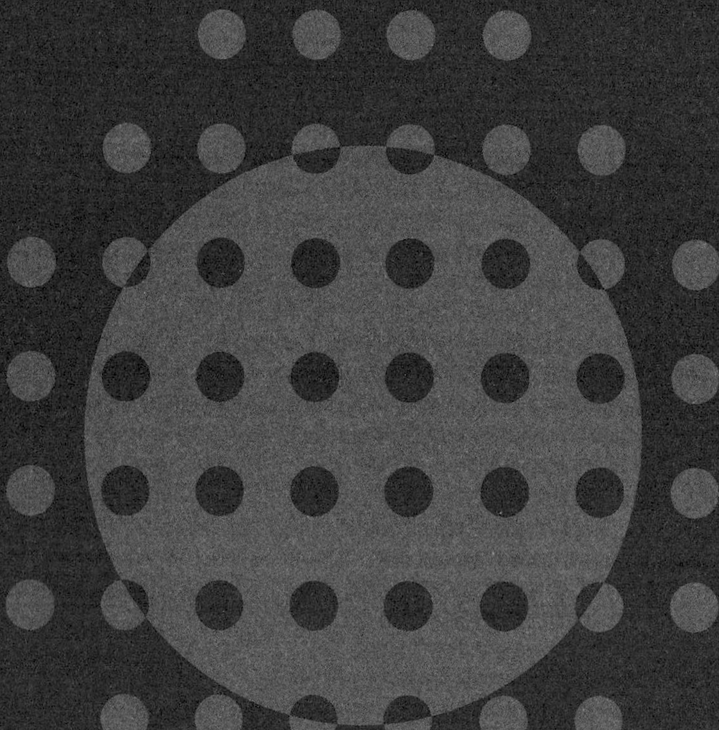

6. Des virus, des animaux et des humains

La santé humaine est intimement liée à celle des animaux avec qui nous cohabitons et à celle des écosystèmes dans lesquels nous évoluons. Or, cette biodiversité, et plus largement notre environnement, sont de plus en plus dégradés et bouleversés par l'expansion des populations humaines ainsi que par le dérèglement climatique. La conjonction de ces facteurs fait craindre à l'humanité d'entrer dans une nouvelle ère de pandémies. Il est donc primordial de mener une surveillance épidémiologique accrue et de traquer l'émergence de nouveaux pathogènes, notamment dans les zones où la biodiversité est malmenée et où le risque de zoonose est important. Les travaux de recherche essentiels menés sur les virus en laboratoire ne sont eux-mêmes pas sans risque. Des mesures drastiques sont mises en place dans les laboratoires afin de s'assurer qu'ils ne soient pas, eux aussi, sources de contamination dans le futur.

Une seule santé : le concept "One Health"

SYLVIE HURTREZ-BOUSSÈS

Professeur des universités, laboratoire Maladies infectieuses et vecteurs : écologie, génétique, évolution et contrôle (MIVEGEC), Université Montpellier, CNRS, IRD, Montpellier, France, Département d'enseignement de biologie-écologie, Faculté des Sciences, Université Montpellier

Qui aurait pu imaginer qu'une nouvelle maladie respiratoire, avec à peine 1 723 cas recensés autour de Wuhan (Chine) le 12 janvier 2020, allait se répandre en quelques semaines sur l'ensemble de la planète et deviendrait, avec au moins 6,8 millions de morts en trois ans, l'une des dix principales causes de mortalité dans le monde ? Cette gigantesque crise sanitaire, qui a surpris par la rapidité de son expansion et son impact sur les systèmes économiques et sociaux, était-elle prévisible ? D'autres crises d'une ampleur similaire pourraient-elles survenir à nouveau et, si oui, serions-nous capables de les anticiper et de limiter leurs conséquences ?

De l'épidémie à la pandémie

Notre époque est marquée par une augmentation spectaculaire des épidémies : entre 1940 et 2020, leur nombre a été multiplié par quinze. Et les populations humaines ne sont pas les seules touchées : leurs équivalents chez les animaux, les épizooties, ont aussi triplé au cours des quinze dernières années.

Parallèlement, la diversité des agents pathogènes causant ces épidémies, et donc la diversité des maladies associées, n'a cessé d'augmenter depuis la deuxième moitié du XXe siècle. Les systèmes de santé peuvent donc, à tout moment, se laisser surprendre par de nouvelles attaques, susceptibles de les déborder totalement ou, tout au moins, nécessiter un temps de réaction et le déploiement de moyens très importants.

Fait nouveau, depuis les années 1960, nous assistons à une globalisation de ces épidémies. Cette globalisation est à mettre en relation avec la mondialisation des échanges ; en particulier, le trafic aérien, qui a augmenté de 1 300 % entre 1970 et 2017, permet une propagation très rapide et très large des agents pathogènes et de leurs vecteurs éventuels. Les pays qui ont le plus de carrefours aériens sont aussi ceux dans lesquels les épidémies arrivent le plus vite.

Par conséquent, la vitesse de propagation de la maladie est bien supérieure à celle de l'organisation des systèmes de prévention et de défense face à celle-ci.

L'émergence de la Covid-19 était-elle prévisible ?

Le rythme des émergences (apparitions de maladies nouvelles pour les populations humaines) a lui aussi été multiplié par quatre en cinquante ans, avec plus de 330 épisodes d'émergence recensés entre 1940 et 2004.

Parmi ces maladies émergentes, plus de 60 % sont des zoonoses, c'est-à-dire des maladies causées par des agents pathogènes d'animaux qui se transmettent aux humains. Près des trois quarts de ces zoonoses proviennent de la faune sauvage. Un constat plutôt paradoxal : alors que les écosystèmes sont fortement dégradés, le risque de transmission d'agents pathogènes de la faune sauvage aux humains n'a jamais été aussi élevé qu'actuellement.

Si, potentiellement, n'importe quel agent pathogène peut être responsable de l'émergence d'une maladie ceux qui ont un fort potentiel de transmission, par exemple ceux qui sont transmis par des aérosols, sont à haut risque. Parmi les agents pathogènes, les virus sont sur le podium des champions de l'émergence : plus de 25 % des maladies infectieuses émergentes humaines sont dues à des virus (derrière les 54 % de ces mêmes maladies dues à des bactéries). Et chez les virus, ceux dont l'information génétique est sous forme d'ARN (comme pour les virus de la grippe ou du sida) sont, grâce à leur potentiel de diversification génétique plus élevé, ceux qui représentent le plus fort risque. Au sein des virus émergents, le groupe des coronavirus figure en bonne place : au cours des vingt dernières années, nous avions déjà connu deux émergences de maladies causées par des coronavirus, le SRAS, en 2003, et le MERS, en 2012 ! La menace rôdait donc de façon manifeste : le risque de voir émerger un nouveau coronavirus était loin d'être anecdotique, et la probabilité qu'il se diffuse sur l'ensemble du globe élevée, à la hauteur de l'ampleur des échanges aériens.

D'autres émergences sont-elles à craindre ?

Pour répondre à cette question, un petit coup d'œil en arrière s'impose ; les leçons du passé peuvent en effet nous aider à comprendre le présent et à envisager l'avenir. Toutes les maladies infectieuses (causées par des agents pathogènes transmissibles) connues actuellement dans les populations ont été acquises à un moment donné ; on dit qu'elles ont émergé. Un point notable est que le rythme de ces émergences n'est pas constant : on observe, au cours de l'histoire de l'humanité, de grands pics d'émergence ou « transitions épidémiologiques ». La première de ces transitions a eu lieu au Néolithique, au moment de la sédentarisation et, surtout, du développement de l'élevage ; nous vivons actuellement la cinquième grande crise. Bien qu'elles se situent à des époques très différentes, le point commun entre toutes ces grandes transitions épidémiologiques est qu'elles coïncident toujours avec des changements de mode de vie et de pratiques dans les sociétés humaines. L'originalité de la crise actuelle, par rapport aux précédentes, est son rythme particulièrement intense. Les coronavirus en sont une illustration frappante dans la mesure où, parmi les sept qui infectent les humains actuellement, quatre, généralement bénins mais pouvant causer des pneumonies chez des sujets à risque, ont émergé entre le XIIIe et le XIXe siècle, et les trois derniers, dont le SARS-CoV-2, au XXIe siècle.

L'époque actuelle est marquée par la mondialisation des échanges, justifiée par un commerce et un tourisme intenses et permise par les progrès techniques. Elle est aussi caractérisée par un accroissement démographique très élevé, qui s'accompagne de l'expansion de mégapoles (souvent avec des problèmes d'insalubrité et d'accès à l'eau potable) et d'une augmentation des inégalités sociales. Cette croissance démographique a pour conséquence une très forte demande alimentaire, à laquelle la réponse est essentiellement industrielle. Celle-ci repose d'une part sur des élevages intensifs et, pour nourrir les humains mais aussi les animaux d'élevage, sur une déforestation massive qui entraîne des modifications profondes des écosystèmes et contribue très largement à la chute vertigineuse de la biodiversité. La crise sanitaire et la crise sociétale que nous traversons se superposent donc à une crise de biodiversité, reconnue comme la sixième extinction de masse, qui surpasse les précédentes par sa rapidité. Ces trois crises sont intimement liées et ne peuvent pas être envisagées séparément.

L'étude des agents responsables des maladies ne peut donc pas se faire de façon isolée. Pour comprendre les mécanismes d'émergence et de propagation des maladies, il est important de considérer la diversité des agents pathogènes et celle de leurs hôtes en tenant compte des caractéristiques de l'environnement et des perturbations de celui-ci, majoritairement induites par les activités anthropiques. C'est donc une approche d'écologie de la santé qui est nécessaire pour aborder les problématiques sanitaires et comprendre les mécanismes et les risques des émergences.

Diminution de la biodiversité et augmentation des risques d'émergence

Du point de vue géographique aussi, crise épidémiologique et crise de la biodiversité se superposent : les zones, en particulier les régions intertropicales d'Afrique et l'Asie du Sud-Est, où le nombre d'épidémies de maladies zoonotiques est le plus élevé sont aussi celles où la biodiversité est la plus en danger. Il s'agit également de régions où règne une forte diversité biologique ; les réseaux d'interactions y sont donc très développés et le nombre de pathogènes qui y circule est très élevé. Les extinctions d'espèces affectent en priorité les grands prédateurs, qui jouent un rôle de régulateurs des populations de leurs proies ; la pullulation de ces espèces qui ne sont plus consommées permet la prolifération de leurs agents pathogènes. L'autre catégorie d'animaux particulièrement menacés d'extinction est celle des spécialistes d'habitats (c'est-à-dire qui ne vivent que dans des milieux précis). La place libérée par leur disparition est investie par des espèces plus généralistes qui sont plus tolérantes aux perturbations anthropiques. Ces dernières voient donc leur aire de répartition s'étendre et celle de leurs agents pathogènes par la même occasion. Ces espèces généralistes et capables de faire face aux perturbations humaines sont aussi, au moins dans certains groupes, celles qui sont le plus porteuses de zoonoses. L'abondance d'hôtes zoonotiques est d'autant plus forte que les écosystèmes sont perturbés. Il a notamment été montré que, chez les passereaux, les chauves-souris et les rongeurs, les espèces hôtes d'agents zoonotiques sont beaucoup plus abondantes (+ 14 % pour les passereaux, + 45 % pour les chauves-souris, + 52 % pour les rongeurs) dans les habitats modifiés par les activités humaines par rapport aux habitats non perturbés. La tendance inverse (- 28 %, - 13 %, - 53 %, respectivement) est observée pour les espèces non-hôtes d'agents zoonotiques, dont l'abondance décline avec l'anthropisation des habitats. Les espèces généralistes et résilientes aux perturbations sont aussi celles qui sont capables d'investir les zones anthropisées. Elles sont donc susceptibles d'apporter leurs agents pathogènes au contact des humains.

Ces risques de transferts sont augmentés par le fait que les populations humaines occupent de plus en plus des zones jusqu'alors inhabitées. L'accroissement démographique et l'expansion de l'agriculture, associés au creusement des inégalités sociales et à l'augmentation de taille des propriétés, accélèrent les destructions d'habitats. Cela favorise la proximité entre humains et faune sauvage, sans zones « tampons ». Les agents pathogènes qui prolifèrent dans des espèces qui sont au contact des humains peuvent donc « déborder » vers les populations humaines, soit directement, soit, le plus souvent, indirectement. En effet, la majorité des transferts d'agents pathogènes de la faune sauvage aux humains passe par des animaux domestiques (essentiellement vaches, porcs, poulets), commensaux (nouveaux animaux de compagnie, animaux des villes) ou fréquemment capturés et consommés. L'élevage, le nourrissage – volontaire ou non, par exemple via les décharges –, la chasse et le commerce d'animaux sauvages (notamment pour la consommation de viande de brousse, pour leur utilisation dans des pratiques rituelles ou en médecine traditionnelle ou encore comme nouveaux animaux de compagnie) sont donc des facteurs de risque épidémiologique importants. Les coronavirus ayant émergé récemment en sont une belle illustration. Ainsi, le SARS-CoV est issu du transfert d'un virus de chauve-souris à un mammifère sauvage, capturé et commercialisé pour la consommation de viande, la civette palmiste à masque, puis de ce virus de la civette à l'humain. De même, le MERS-CoV a pour ancêtre un virus de chauve-souris, transféré au dromadaire chez qui il a évolué pendant environ trente-cinq ans avant d'émerger chez l'humain.

Passage de la chauve-souris à l'humain

Tout comme ses prédécesseurs, le SARS-CoV-2 a pour plus proches parents des coronavirus (*Sarbecovirus*) de rhinolophe (chauve-souris). Le saut d'espèce des chauves-souris aux humains ne s'est probablement pas fait directement. En effet, les souches qui circulent dans les populations humaines et celles qui sont échantillonnées dans les populations de chauves-souris sont certes proches, mais leurs différences moléculaires permettent de dater leur divergence à une quarantaine d'années. Quand et comment le virus responsable de la Covid-19 est-il passé des chauves-souris à l'humain ? Les cent cinquante-cinq premiers cas humains ont été détectés en décembre 2019, à Wuhan, à proximité du grand marché de Huanan, connu pour ses ventes de viande d'animaux sauvages. Les données épidémiologiques et d'analyse de la diversité génomique des premières souches de SARS-CoV-2 échantillonnées chez l'humain montrent qu'il est hautement improbable que le virus ait circulé dans les populations humaines avant l'automne 2019. Nous avons donc assisté à son émergence quasiment en direct ! Plus exactement, ce sont deux événements de transfert qui auraient eu lieu, puisque deux types de virus, A et B (prédominants au début de la pandémie), ont émergé indépendamment, à quelques semaines d'intervalle. Le premier patient hospitalisé était un vendeur du marché de Huanan et des échantillons de SARS-CoV-2 de type B ont été retrouvés sur son étal. Les premiers patients identifiés comme porteurs du type A sont une famille vivant à proximité du marché ; à nouveau, des gants jetés au marché ont été analysés et étaient porteurs de virus de type A. La plupart des échantillons environnementaux (sur le sol et les étals) détectés comme porteurs de SARS-CoV-2 sont concentrés dans la partie du marché où étaient maintenus les animaux sauvages, dont des pangolins, des civettes, des blaireaux asiatiques, des chiens viverrins... La plupart des animaux sauvages vendus au marché de Wuhan se sont révélés susceptibles d'être contaminés par le SARS-CoV-2 et capables de transmission intraspécifique. Le scénario le plus probable est donc celui d'un premier transfert de virus de chauve-souris à une espèce de mammifère sauvage, puis une diversification chez celui-ci et des transferts à d'autres mammifères, avec la différenciation de deux ou plusieurs lignées. Plusieurs événements de transfert vers l'humain ont pu avoir lieu mais sans succès pour le virus, faute de transmission interhumaine efficace, par exemple. Au marché de Wuhan, la promiscuité entre les personnels et les animaux sauvages détenus a probablement favorisé le transfert des animaux à l'humain, d'abord du virus de type B puis, quelques semaines après, du virus de type A. Ces souches virales qui avaient un fort potentiel de transmission ont été transférées dans une zone à forte densité de population, ce qui a permis le succès de leur émergence, avec les conséquences que nous connaissons.

Débordement retour : risques pour la biodiversité et de relance de l'épidémie chez l'humain

Une fois que le virus circule intensément dans les populations humaines, des risques de « débordement retour » vers les animaux domestiques et la faune sauvage existent : on parle alors de transmission anthropozoonotique. Ainsi, le SARS-CoV-2 humain a contaminé secondairement de nombreux mammifères. Par exemple, des taux d'infection (prévalences) très élevés (jusqu'à 70 % dans certaines localités) ont été mis en évidence dans des populations naturelles de cerfs de Virginie aux États-Unis. De tels taux d'infection sont probablement dus à la combinaison de plusieurs transferts, directs ou indirects (après passage par d'autres animaux, sauvages ou domestiques), du virus de l'humain vers l'animal et de la transmission à l'intérieur de cette nouvelle espèce hôte. D'une façon générale, ce type de contamination secondaire de la faune sauvage présente plusieurs dangers. Tout d'abord, le nouvel hôte sauvage constitue potentiellement un nouveau réservoir chez qui le virus peut se multiplier et déborder à nouveau vers l'espèce humaine, créant ainsi de nouveaux pics épidémiques. Ce risque est d'autant plus élevé si le nouvel hôte est abondant, a une forte capacité de dispersion, est commensal de l'humain ou, tout au moins, s'approche des zones urbanisées. Il est amplifié dans le cas où l'hôte est un animal d'élevage. C'est par exemple ce qui a été mis en évidence dans des élevages de visons d'Amérique au Danemark, où les animaux ont été contaminés par des SARS-CoV-2 d'humains. Le virus s'est propagé de façon fulgurante au sein des élevages et des personnes travaillant dans ces fermes ont en retour pu être contaminées. De plus, au cours de ces épisodes de multiplication et de transmission dans la nouvelle espèce hôte sauvage, le virus continue d'évoluer et de se diversifier : de nouveaux variants apparaissent sans cesse, certains avec de faibles capacités d'exploitation de l'hôte et/ou de transmission, qui sont rapidement éliminés et d'autres, plus aptes à se multiplier et à se transmettre, qui sont sélectionnés. De nouvelles propriétés virales apparaissent donc inlassablement, et certaines de ces innovations peuvent conférer de meilleures dispositions à la contamination de l'humain. La diversification virale chez un nouvel hôte représente donc un danger d'émergence secondaire d'une nouvelle souche, plus virulente que ses prédécesseurs. Enfin, dans les cas où un agent pathogène serait particulièrement virulent pour son nouvel hôte, il pourrait décimer les populations de ce dernier et les menacer de disparition. Il contribuerait alors à appauvrir un peu plus la biodiversité, simplifiant encore les réseaux d'interactions et augmentant ainsi à nouveau les risques d'émergence.

Les contacts entre humains et animaux sauvages augmentent donc les risques d'émergence mais amplifient aussi les risques de récidive et de gravité des épidémies. Mais comment peut-on alors éviter de nouvelles pandémies ? Le coût de la prévention est bien inférieur à celui de la gestion des épidémies, et, *a fortiori*, d'une pandémie. Il est donc indispensable de changer la gestion des problématiques de santé pour améliorer la prévention.

La leçon à tirer de l'observation de l'émergence de la Covid-19 est que les problèmes sanitaires ne peuvent pas être anticipés, ni résolus, en ne se plaçant que du point de vue des populations humaines. Ils nécessitent une approche globale, considérant à la fois la santé humaine, la santé des animaux (sauvages et domestiques) et la santé des écosystèmes. Cette vision holistique a reçu le nom de *One Health* (littéralement, « une seule santé ») ou « santé globale ».

Les observatoires biodiversité-santé

Il est tout d'abord important d'identifier et de contrôler rapidement les risques zoonotiques avant leur débordement vers les populations humaines. Pour cela, il faut amplifier notre connaissance de la diversité des agents pathogènes circulant dans l'environnement et dans la faune sauvage. C'est une très vaste tâche ! En effet, les estimations considèrent qu'il y a bien plus de virus différents sur Terre que d'étoiles dans l'univers : la diversité virale serait de 10 quintillions (1 suivi de 31 zéros) ! Nous n'en connaissons qu'un peu plus de 10 000, dont environ 200 capables de nous infecter. Et c'est sans compter les autres agents pathogènes qui nous entourent, bactéries, autres unicellulaires et animaux parasites qu'il faudrait inventorier aussi. Bien évidemment, nous ne rencontrerons jamais la majorité de ces agents pathogènes et seuls certains représentent un risque significatif d'émergence. C'est sur ceux-là qu'il faut se focaliser. Sachant que la barrière d'espèce est moins difficile à franchir si les hôtes sont relativement proches génétiquement, s'intéresser aux agents pathogènes qui circulent chez les vertébrés est déjà un premier pas ; suivre de près les parasites qui infectent les invertébrés vecteurs (insectes, tiques, mollusques) est également indispensable, car il existe de nombreux virus transmis par ces vecteurs. Sachant que les risques de transfert sont accrus dans les environnements perturbés par les activités humaines et dans lesquels les contacts entre faune sauvage et humains et/ou faune domestique sont fréquents, ce sont ces types d'habitats qu'il est important de cibler en priorité, particulièrement dans les zones de forte biodiversité. Il s'agit donc d'y installer des observatoires de biodiversité-santé. Une fois des agents pathogènes potentiellement dangereux identifiés, il convient de s'intéresser à leur mode de transmission et aux facteurs qui pourraient permettre un franchissement de la barrière d'espèce hôte : quels sont les paramètres qui favorisent la rencontre entre l'agent pathogène et son hôte, et quels sont les mécanismes de compatibilité entre ce pathogène et son hôte ? Dans quelles conditions ces mécanismes peuvent-ils être modifiés et permettre l'infection d'une nouvelle espèce hôte, puis la transmission au sein de cette espèce ? À quelle vitesse les agents pathogènes évoluent-ils, quelle est la diversité des variants et quelles sont leurs caractéristiques épidémiologiques ? Quelle est la diversité de leurs hôtes ? Parallèlement, il faut surveiller les populations d'hôtes réservoirs de ces agents pathogènes : leurs effectifs augmentent-ils ? Comment, dans l'espace et dans le temps, le taux de contamination varie-t-il ? Quelles sont les réponses à l'infection et quelles sont leurs conséquences sur l'évolution de l'agent pathogène ? L'aire de distribution de l'hôte s'étend-elle vers des zones de forte densité humaine et/ou vers des zones d'élevage ? Les individus infectés se dispersent-ils plus que ceux qui sont sains ?

Quelles actions peuvent-elles être menées pour revenir en arrière ou pour éviter le pire ?

Idéalement, il faudrait « renaturer » les écosystèmes, afin que des réseaux d'interactions complexes se recréent. Cela passerait par la « revégétalisation » des écosystèmes dégradés, afin de permettre leur « refaunation » notamment. La diminution des contacts répétés entre faune sauvage et humains et/ou animaux domestiques est, en outre, indispensable pour éviter l'inflation des émergences zoonotiques. À cet effet, il serait important de ménager des zones de transitions (écotones) entre les habitats de la faune sauvage et les zones à forte densité humaine ou en animaux domestiques, en évitant par exemple d'urbaniser ou d'implanter des élevages en lisière de forêts. La décroissance de l'élevage intensif et de la déforestation qui l'accompagne est aussi essentielle. Enfin, la limitation des captures, des déplacements, de la stabulation et du commerce des animaux sauvages, assortie de meilleurs contrôles sanitaires, est indispensable pour éviter que des scénarios de type Covid-19 ne se répètent.

Cela paraît très ambitieux, mais des initiatives existent, par exemple dans des zones où la déprise agricole permet une reforestation. La création de réserves de biosphère, assortie de programmes d'éducation qui permettent l'appropriation des programmes mis en place par les populations locales, est un exemple de solution.

Agir localement pour résoudre un problème global

La question des risques sanitaires n'est pas qu'un problème scientifique, aux interfaces entre environnement et santé. C'est aussi un problème de sciences humaines et sociales. En effet, la mise en place de systèmes de surveillance et de mesures de prévention, ainsi que la restauration de zones à risque ne peuvent réussir que si elles sont comprises et acceptées. La prise de conscience des risques épidémiologiques doit donc se faire sans aller à l'encontre des enjeux sociétaux, notamment en termes d'usage des terres. Une approche globale n'est donc pas suffisante et elle doit être soutenue par un ensemble d'actions locales, réalisées en lien avec les populations. Aux interfaces entre sciences et sociétés, il est donc essentiel de partager les problématiques de santé et d'enjeux du territoire et de ne pas imposer de solutions qui iraient à l'encontre des intérêts des populations locales. Pour ce faire, le recueil des représentations, l'écoute des problèmes et des questionnements, l'information, l'éducation, la recherche et la mise en place de solutions communes sont indispensables.

Ce n'est qu'en coordonnant les efforts des scientifiques, des systèmes de santé, des décideurs et des acteurs des territoires aux différentes échelles, que nous pourrons limiter et mieux anticiper les risques sanitaires.

Prévention des risques non zoonotiques et risque d'accidents de recherche ou de laboratoire

ÉTIENNE DECROLY

Directeur de recherche CNRS, laboratoire Architecture et fonction des macromolécules biologiques (AFMB), CNRS, Université Aix-Marseille, Marseille, France

La majorité des épidémies émergentes ont une origine zoonotique. La prévention des nouvelles pandémies implique la surveillance des pathogènes circulant dans les espèces animales, avec un intérêt particulier pour les épizooties liées à des virus à fort potentiel pandémique dans les élevages. L'exemple qui illustre le mieux cette problématique est celui de la grippe aviaire, dont les programmes de surveillance déclenchent régulièrement des abattages systématiques dans les élevages de gallinacés, afin de limiter les risques de transmission aux humains de nouveaux virus grippaux. D'autres mécanismes d'émergence ou de dissémination d'épidémies alternatifs aux mécanismes zoonotiques impliquant l'intervention humaine existent et sont l'objet de ce chapitre. Il est nécessaire de mieux les comprendre pour pouvoir contrôler l'émergence de nouvelles épidémies et mettre en place les contre-mesures adéquates.

Migrations de populations et transport aérien

Le premier facteur d'émergences non zoonotiques est probablement la propagation des épidémies liée aux migrations de personnes infectées qui propagent un pathogène à partir d'un bassin de population – éventuellement immunisée contre ce pathogène – vers des populations n'ayant jamais rencontré le pathogène et, dès lors, sensibles aux infections. L'importation de la variole par les Espagnols vers les empires aztèque et inca au XVIe siècle, favorisant la colonisation et la disparition des puissances précolombiennes, en est un exemple frappant[119]. De même, il a récemment été montré que l'épidémie de choléra qui a sévi en Haïti en 2010, à la suite d'un important tremblement de terre, a été importée par des Casques bleus népalais, avec une dissémination dans la communauté haïtienne via des eaux usées contaminées[120]. Des analyses génétiques des souches bactériennes ont en effet permis d'écarter l'hypothèse d'une contamination environnementale. Par ailleurs, le monde globalisé dans lequel nous vivons aujourd'hui change radicalement la donne concernant ces modes de dissémination, avec une circulation rapide des pathogènes, favorisant leur diffusion ou l'amplification mondiale rapide des épidémies et les transformant éventuellement en pandémies. L'épidémie liée au virus VIH illustre particulièrement bien ce processus. En effet, alors qu'il est établi que les premières transmissions zoonotiques du virus VIH à partir du réservoir simien datent du début du XXe siècle, il est maintenant établi que la dissémination mondiale de l'épidémie à partir des années 1980 est liée aux migrations de populations africaines vers les grandes villes et à l'intensification des voyages internationaux[121]. Le contrôle de ces modes d'amplification des épidémies est un enjeu clé dans un monde globalisé, et l'efficacité des mesures de contrôle dépend très largement des modes de transmission des virus (respiratoire, entérale/parentérale, sexuelle, etc.) et de la célérité avec laquelle les contre-mesures sont mises en place.

Lors de l'émergence du SARS-CoV en 2003, des mesures de contrôle du transport aérien, associées à l'isolement systématique des patients, ont permis, par exemple, de limiter la propagation du virus et de l'éradiquer. *A contrario*, la crise de la Covid-19 a montré que pour des virus respiratoires tels que le SARS-CoV-2, pour lequel la transmission virale présymptomatique est établie, les mesures de contrôle permettent, au mieux, de retarder de quelques semaines la dissémination des variants viraux. Un enjeu important pour un meilleur contrôle de ces modes de dissémination est la surveillance des pathogènes dans les aéroports, par exemple. Les nouvelles méthodes de séquençage ou de diagnostic PCR permettent, en outre, de suivre les pathogènes circulant dans ces lieux d'échanges/plateformes aéroportuaires à partir des eaux usées ou en installant des unités sentinelles de détection.

Risque nosocomial ou Iatrogène

Un second mode d'émergence ou de diffusion des épidémies est la transmission liée aux actes médicaux utilisant du matériel mal stérilisé ou des réactifs médicaux contaminés. Cette transmission, dite nocosomiale ou iatrogène, a par exemple joué un rôle majeur dans l'amplification de l'épidémie africaine lié au VIH-1, à la suite de l'utilisation d'aiguilles non stérilisées pour le traitement de maladies comme la maladie du sommeil et la syphilis en Afrique centrale, dans les années 1950[122]. De la même façon, le partage de seringues a favorisé la dissémination du virus en Occident, avec une flambée de l'épidémie chez les usagers de drogues injectables. Il est également reconnu que les campagnes de thérapie parentérale antibilharziose en Égypte ont entraîné une forte hausse des infections par le virus de l'hépatite C, à la suite de l'utilisation d'aiguilles non stériles. La contamination de patients par ce virus via des produits médicaux contaminés a également été établie[123]. La transmission de virus par transfusion sanguine ou à partir de produits sanguins dérivés comme les facteurs de coagulation est également avérée. Dans ce dernier cas, la contamination de centaines de patients hémophiles par le virus VIH, le VHC et d'autres virus (VHB, HTLV, CMV, etc...) dans les années 1990 a conduit au

« procès du sang contaminé ». Ces risques sont aujourd'hui mieux maîtrisés grâce au recours systématique à du matériel à usage unique, à un meilleur dépistage des donneurs de sang et aux procédures de contrôle plus strictes dans les procédés pharmaceutiques.

Certaines stratégies de vaccination peuvent également être à l'origine de l'émergence de foyers épidémiques locaux à la suite des dérives génétiques de certains vaccins. C'est le cas, par exemple, avec le vaccin antipoliomyélitique atténué. En effet, la campagne actuelle de l'OMS visant à éradiquer le virus de la poliomyélite est entravée par l'émergence sporadique de souches de poliovirus pathogènes dérivées des vaccins atténués[124]. Heureusement, ces micro-épidémies locales peuvent être contrôlées par la vaccination concentrique à l'aide de vaccins recombinants qui ne présentent pas de risque de réversion. Les révertants génétiques observés avec les vaccins atténués devraient nous rendre particulièrement vigilants, notamment quant aux projets de déploiement de vaccins dits « autodisséminants[125] ». Les risques liés à ces nouvelles stratégies devraient être évalués avec attention.

Risques liés aux pratiques de recherche

La recherche en virologie est une discipline essentielle à l'acquisition de nouvelles connaissances sur la relation hôte-pathogène, le développement de méthodes de contrôle des épidémies et le développement de traitements et de vaccins antiviraux. Les activités de recherche en laboratoire comportent toutefois des risques, et plusieurs accidents de laboratoire ont été décrits dans la littérature scientifique[126]. En 1967, en Allemagne, 31 personnes ont été contaminées par le virus de Marburg, dont les symptômes sont similaires à ceux du virus Ebola. Cette épidémie résulte de la contamination du personnel d'une animalerie d'un laboratoire de virologie par des singes infectés importés d'Ouganda[127]. D'autres infections accidentelles, liées à des virus tels que le virus de la variole, de souches vaccinales du virus de la polio, du virus de l'encéphalite équine vénézuélienne (VEEV) et du SARS-CoV, sont également décrites dans la littérature. Le SARS-CoV a par exemple contaminé, au moins à trois reprises, des chercheurs travaillant en laboratoire de sécurité niveau 3 (BSL3), et une fois un expérimentateur d'un laboratoire BSL4. Une contamination liée au SARS-CoV-2 a également été rapportée récemment[128]. Du point de vue de la santé publique, l'événement le plus important est probablement l'épidémie de grippe H1N1[129]. Bien que son origine n'ait pas été identifiée, les analyses génétiques des virus ont montré que le virus de 1977 était similaire à des souches circulant vingt-cinq ans plus tôt. Cette observation est incompatible avec un virus évoluant naturellement, dans la mesure où on s'attend à observer de nombreuses mutations en vingt-cinq ans d'évolution. L'hypothèse actuelle est donc qu'il s'agit d'un isolat viral des années 1950, cultivé en laboratoire pour des essais vaccinaux[130].

Ces exemples illustrent, d'une part, que la recherche en virologie comporte des risques incomplètement maîtrisés et d'autre part, que l'analyse des incidents de recherche est capitale afin d'améliorer les pratiques en matière de sécurité biologique. Pour rappel, l'analyse de l'accident de recherche lié au virus de Marburg en 1967 a permis de modifier les pratiques des chercheurs, qui utilisent dorénavant uniquement des animaux d'élevage afin de limiter les risques de contaminations zoonotiques. On note également une évolution des pratiques dans le domaine de la biosécurité, avec l'accroissement du nombre de laboratoires de type BSL3 et BSL4 permettant de mieux contrôler les confinements des virus et les risques biologiques[131]. Par exemple, à la suite de la crise du SARS-CoV-2, la Chine a annoncé la construction de 23 laboratoires BSL4 et 88 BSL3 afin de mieux garantir la biosécurité sur son territoire. L'augmentation des mesures de confinement et des conditions de biosécurité est une bonne nouvelle, tant qu'elle n'est pas associée à un accroissement des expériences risquées. En 2012, on estimait que 1,8 % de la population mondiale vivait à proximité de laboratoires BSL4. Les nouvelles constructions, qui se situent souvent dans des régions densément peuplées, vont entraîner une augmentation substantielle de la population vivant à proximité de laboratoires BSL4 dans les décennies à venir[132]. Un autre aspect clé dans la gestion de la biosécurité est évidemment la définition d'un niveau de confinement adapté aux risques biologiques en fonction des virus cultivés et du type d'expériences réalisées. Cet exercice est très complexe, car il n'est pas toujours évident de définir le risque associé à des virus nouvellement collectés, dont le pouvoir pathogène chez l'humain et le potentiel zoonotique sont inconnus. En revanche, il est évident que les expérimentations sur des virus potentiellement pandémiques transmis par aérosol ou microgouttelettes sont particulièrement dangereuses et nécessitent des mesures de confinement élevées, en particulier si on procède à des infections sur des modèles animaux alors que l'on ne dispose pas de vaccins ou d'antiviraux efficaces.

La difficulté de la gestion du risque repose donc non seulement sur la nature des virus cultivés dans les laboratoires, mais également sur celle des expériences réalisées. Il existe un continuum du risque difficile à évaluer objectivement, et la classification du niveau de biosécurité fait régulièrement l'objet de débats dans la communauté des virologistes.

Concernant les expériences en virologie, celles-ci vont de l'échantillonnage de nouveaux virus dans les écosystèmes jusqu'aux expériences dites de gain de fonction (*Gain of Function*, GOF) visant, par exemple, à comprendre les mécanismes de franchissement de la barrière d'espèce ou les mécanismes de pathogenèse, en passant par la culture des virus dans des cellules. Quelles sont donc les expériences usuellement déployées dans les laboratoires et comment se situent-elles dans ce continuum du risque ?

Séquençage et reconstitution des virus

Le développement des méthodes de séquençage à haut débit a conduit à un accroissement du nombre de virus échantillonnés dans les écosystèmes. Les échantillons collectés permettent de séquencer aisément les virus et de reconstituer un génome par les méthodes de la métagénomique. Cependant, la culture des virus échantillonnés et leur caractérisation expérimentale sont rarement possibles. Si l'on prend l'exemple des virus de la famille du SARS, on dispose actuellement de milliers de séquences virales, alors que seule une petite dizaine de ces virus infectieux est disponible dans les laboratoires de recherche. Cette difficulté peut désormais être contournée grâce aux nouveaux outils de la biologie moléculaire, développés ces vingt dernières années. En effet, il est maintenant possible de synthétiser le génome complet de virus à partir de leurs séquences disponibles dans les bases de données[133]. Dès 2002, des chercheurs ont ainsi synthétisé le virus de la poliomyélite à partir de fragments d'ADN[134] ; puis la synthèse artificielle de virus a permis de reconstituer le virus disparu de la grippe espagnole ou, plus récemment (2017), le virus de la variole équine[135], ce qui semblait jusqu'alors impossible vu la longueur du génome viral. Ces travaux sur un virus proche de la variole humaine ont suscité un débat, dans le contexte d'une immunité antivariolique décroissante, faisant suite à l'éradication du virus et à l'arrêt de la vaccination au niveau mondial. En effet, la variole fait partie des pathogènes à potentiel pandémique, compte tenu de sa contagiosité élevée, de sa pathogénicité avérée pour l'espèce humaine et de la diminution de l'immunité dans les populations. Enfin, plus récemment, l'efficacité des méthodes de production de virus synthétiques a été démontrée lors de l'émergence du SARS-CoV-2. Ce dernier a été synthétisé en quelques semaines, par un laboratoire suisse, dès que les séquences ont été rendues publiques[136]. Les expériences démontrent par ailleurs que les virus synthétisés ont des propriétés identiques aux isolats naturels. Ces nouvelles méthodes décuplent les capacités d'étude des nouveaux pathogènes, alors même que l'isolement des virus à partir des échantillons biologiques reste souvent délicat.

Culture des virus en cellules et passage en série

Une fois que l'on dispose de souches virales infectieuses dans les laboratoires, il est possible de caractériser les virus et de déterminer leur propension à franchir la barrière d'espèce, c'est-à-dire à infecter éventuellement l'espèce humaine. Les expériences typiques consistent à cultiver les virus dans des cellules de leur hôte naturel ou dans des lignées cellulaires dont les voies antivirales sont déficientes, telles les cellules de rein de singe appelées « cellules Vero ». Le passage en série de virus sur des lignées cellulaires sélectionne des mutations dans le génome viral, optimisant la réplication dans la lignée cellulaire. Ce procédé a été par exemple utilisé régulièrement pour atténuer la virulence de virus à des fins vaccinales. Cependant, il est également possible que la culture répétée dans des cellules humaines d'un virus collecté chez un hôte non humain sélectionne des mutations favorisant la reconnaissance du récepteur d'entrée du virus dans les cellules humaines, et donc l'infection potentielle de ce nouvel hôte. Ces expériences sont généralement considérées comme peu risquées, car elles sélectionnent des virus optimisés pour l'infection d'une lignée cellulaire spécifique et qu'il n'y a pas d'interaction hôte-pathogène dans ce type de modèle expérimental. Le développement de tels systèmes de culture des virus est un enjeu majeur, non seulement pour étudier leur biologie de réplication, mais également pour évaluer le potentiel thérapeutique de molécules antivirales. Ils permettent également de cultiver le virus en présence d'anticorps neutralisants, afin de comprendre comment les virus échappent au contrôle immunitaire. Les informations déduites permettent par exemple d'identifier des virus capables de contourner les vaccins ou l'immunité naturelle présente dans une population. Les conditions de biosécurité imposées pour la réalisation de ce type de manipulations sont donc à considérer attentivement, notamment au regard du risque de sélection de virus échappant aux vaccins. On considère généralement qu'il convient d'adopter des conditions de sécurité maximales pour les virus à fort potentiel pandémique, qui ont déjà prouvé qu'ils étaient susceptibles de franchir la barrière d'espèce ou qui se sont déjà propagés dans les populations humaines, comme les virus de la grippe. À l'inverse, nous adoptons généralement un niveau de biosécurité moindre pour les virus dont il n'a pas encore été démontré qu'ils franchissent la barrière d'espèce. Mais, paradoxalement, si ces virus s'adaptent à la population humaine (naturellement ou lors d'expériences en laboratoire), le risque épidémique devient alors élevé, car il n'existe pas d'immunité dans la population, et nous n'avons ni vaccins, ni antiviraux à disposition. Généralement, le niveau BSL2 est considéré comme suffisant pour travailler sur des virus animaux, alors que le risque associé à ce type de manipulation est très difficile à prévoir si les virus évoluent et franchissent la barrière d'espèce.

Les modèles animaux, essentiels pour les études d'antiviraux et de vaccins

L'étude de l'interaction hôte-pathogène est d'un intérêt capital dans le domaine de la virologie. Ces recherches permettent de comprendre comment les hôtes engagent la réponse immunitaire afin de contrôler les infections. De plus, les modèles expérimentaux permettent également de développer des approches vaccinales et thérapeutiques afin de se préparer aux émergences virales. Dans ce contexte, le développement de modèles animaux représente une étape clé, et la possibilité offerte par les ciseaux moléculaires CRISPR-Cas9 d'humaniser les modèles animaux a récemment changé la donne. Cette technologie permet par exemple de produire des souris « humanisées » en y introduisant les récepteurs humains d'entrée du virus, afin d'étudier la réplication et les mécanismes de franchissement de la barrière d'espèce. Des souris transgéniques exprimant les récepteurs humains du MERS-CoV et du SARS-CoV ont ainsi été produites ; ces modèles animaux sont susceptibles d'être infectés par les virus humains MERS-CoV et SARS-CoV, mais aussi par certains virus collectés chez les chauves-souris. Il est également possible d'étudier l'infection de ces modèles animaux par des virus chimériques produits en laboratoire (voir ci-dessous). Enfin, ces modèles animaux permettent d'étudier l'efficacité de vaccins ou d'antiviraux sur des virus n'ayant pas encore franchi la barrière d'espèce mais dont le risque zoonotique est avéré. Néanmoins, le risque de ces expériences est de sélectionner parmi les « quasi-espèces » virales des variants ou des virus issus d'expériences de gain de fonction ayant une capacité accrue d'infection humaine.

Les méthodes de génétique inverse et les expériences de gain de fonction

Les nouvelles méthodes de biologie moléculaire permettent de manipuler les génomes des virus afin de comprendre les fonctions des différentes protéines virales. Il est, par exemple, possible d'introduire des mutations ponctuelles et de déterminer leurs conséquences fonctionnelles. La stratégie classique est d'introduire une mutation capable d'inactiver la fonction d'une protéine virale, puis d'étudier la conséquence de cette inactivation sur la réplication du virus dans des cellules ou sur l'infection de modèles animaux. Ces expériences permettent notamment d'identifier la fonction de gènes viraux inconnus et d'identifier de nouvelles cibles thérapeutiques. Le risque associé à ce type de manipulation est limité, même si les phénotypes observés sont parfois inattendus et conduisent à l'inverse à une augmentation de la virulence des pathogènes, comme ce fut récemment observé lors de la construction de coronavirus dont un gène avait été éliminé expérimentalement[137].

À l'inverse de la stratégie classique d'inactivation, il est également possible de modifier, voire d'optimiser, les fonctions de gènes en y introduisant une ou plusieurs mutations ponctuelles. Ce type d'expérience dit de gain de fonction fait l'objet de débats depuis 2011, lorsque des chercheurs ont introduit dans une souche de grippe aviaire H5N1 des mutations connues pour augmenter la virulence chez l'humain ainsi que la transmission par aérosol. Il a été montré que les virus issus de ces expériences de gain de fonction étaient hautement transmissibles par aérosols entre furets, alors que le virus initial était faiblement transmissible et pathogène dans ce modèle animal[138]. Le risque de ces expériences est toujours la transmission humaine d'un nouveau pathogène, dont personne ne peut prédire la dangerosité en cas de contamination des personnels de laboratoire. La polémique suscitée par ces expériences a provoqué de vives discussions dans la communauté scientifique et le National Science Advisory Board for Biosecurity américain (NSABB) a recommandé d'exclure de la publication les détails techniques et les mutations spécifiques liées à la virulence accrue du virus. De plus, dès 2014, un moratoire sur le financement de ce type d'expériences a été mis en place aux États-Unis, remplacé à partir de 2017 par un protocole spécifique pour le financement des expériences de gain de fonction, avec une procédure d'évaluation dédiée (appelée PC3O). Le débat sur les expériences de gain de fonction s'est ravivé dans le contexte d'expériences réalisées sur les coronavirus aux États-Unis, en Caroline du Nord, et en Chine, dans la ville de Wuhan. En effet, ces laboratoires ont mis en place des systèmes expérimentaux permettant de construire des coronavirus chimériques, afin d'étudier les mécanismes de franchissement de la barrière d'espèce. L'objectif de ces études est d'évaluer le potentiel zoonotique des coronavirus circulant chez les chauves-souris, en introduisant les séquences codant les protéines Spike (responsables de l'attachement du virus aux cellules cibles) et provenant d'autres virus dans le génome de coronavirus cultivés en laboratoire. Il s'agit ensuite de déterminer si les virus chimériques reconnaissent les récepteurs cellulaires humains et infectent efficacement les cellules de différentes espèces. Le pouvoir pathogène des virus peut ensuite être évalué dans des souris transgéniques exprimant le récepteur au virus présent sur les cellules humaines. L'intérêt de ces expériences est qu'elles permettent d'identifier des virus particulièrement préoccupants présents dans les écosystèmes naturels, afin d'éventuellement déployer des moyens de surveillance adaptés ou des antiviraux. Elles ont, entre autres, démontré que certains virus chimériques avaient un pouvoir pathogène avéré chez les souris humanisées, démontrant ainsi le potentiel zoonotique de virus infectant les chauves-souris du Sud-Est de la Chine. Cependant, le risque de ces expériences est particulièrement élevé, car elles visent à caractériser et à détecter des virus potentiellement dangereux en construisant de nouveaux virus infectieux (à potentiel pandémique) chez l'humain. Certains scientifiques estiment ainsi que les dangers liés à ces manipulations dépassent de loin les connaissances qu'elles permettent d'acquérir et jugent qu'elles présentent des risques inacceptables pour la santé publique[139]. À l'inverse, d'autres estiment que les connaissances acquises nous préparent aux futures émergences pandémiques et permettront de développer des vaccins et des antiviraux avant même que les virus n'émergent. Ce débat, technique mais aussi éthique, n'est pas clos et concerne, au-delà de la communauté scientifique, la société civile et la communauté internationale tout entière, car l'histoire a maintes fois démontré qu'en cas d'épidémie, les virus ne connaissent pas les frontières.

Faut-il mieux réglementer les pratiques ?

La réduction des risques liés à la recherche en laboratoire doit être mieux prise en compte si l'on désire accroître la sûreté et la sécurité biologique. Cette question est particulièrement préoccupante dans le contexte de l'avènement récent de nouveaux outils de biologie moléculaire et le développement de nouvelles techniques biomédicales, permettant une manipulation plus facile des pathogènes, particulièrement la manipulation expérimentale des virus afin de leur conférer de nouvelles propriétés (gain de fonction, GOF ou GOFROC, pour *Gain of Function Research of Concern*), lorsque ces expériences sont jugées préoccupantes. La possibilité d'usage dual (projets militaires ou bioterrorisme) doit également être prise en compte dans l'analyse du risque. L'ensemble de ces méthodes engendre de nouveaux risques biologiques, avec la possibilité d'émergence de nouvelles maladies infectieuses. Ce type de recherche nécessite donc une conduite éthique et de la transparence. Au-delà de la responsabilité individuelle des chercheurs, l'adoption d'un cadre réglementaire international solide est indispensable, avec la mise en place de méthodes de contrôle similaires à ce que l'on connaît dans le domaine du nucléaire par exemple, pour les expériences les plus à risque.

Au niveau international, la régulation des expériences à risque est actuellement très insuffisante. Les expériences dans le domaine de la biologie sont soumises à la Convention des Nations unies sur la diversité biologique (protocole de Carthagène) (ratifiée par 196 pays) qui s'applique à tout organisme vivant génétiquement modifié. Cette convention, que les États-Unis n'ont pas ratifiée, autorise l'utilisation des biotechnologies à condition que des mesures de sécurité adéquates soient appliquées, et que soient pris en compte les risques associés à l'utilisation et à la dissémination d'organismes vivants modifiés, susceptibles d'avoir des incidences négatives sur l'environnement. Aux États-Unis, la régulation des pratiques est assurée par un contrôle du financement de la recherche académique (P3CO), ce qui laisse donc une totale liberté à la pratique de recherches financées par des fonds privés et potentiellement discutables d'un point de vue éthique et/ou sécuritaire.

En France, il existe une liste de micro-organismes (virus, bactéries et toxines) soumise à une réglementation spécifique très contraignante sur les micro-organismes et toxines hautement pathogènes (MOT). La détention, l'utilisation et le transfert de ces MOT sont soumis à une autorisation préalable, et les laboratoires sont régulièrement contrôlés afin d'assurer la sûreté et la sécurité biologique. La manipulation génétique de pathogènes non classés MOT tombe sous la législation des organismes génétiquement modifiés (OGM) et l'avis du Haut Conseil des biotechnologies est nécessaire avant toute expérimentation du type gain de fonction.

L'encadrement légal de la création de pathogènes à potentiel pandémique nécessite probablement la mise en place d'une réglementation mondiale homogène, avec des mesures de contrôle. En effet, l'histoire nous a appris que les réglementations locales strictes peuvent avoir des effets contre-productifs importants, dans la mesure où elles stérilisent localement la recherche et provoquent la délocalisation des expériences dangereuses dans des pays où le niveau de biosécurité est moindre. Il semble hautement souhaitable que les manipulations sur des pathogènes à potentiel pandémique réplicatifs soient restreintes aux laboratoires de type BSL3+ et/ou BSL4. Le contrôle strict au niveau mondial de ces installations devrait être assuré par une instance internationale, qui pourrait garantir la description des expériences réalisées par les laboratoires et/ou le dépôt des séquences des virus manipulés afin d'assurer la transparence de la recherche. De plus, il s'agirait de déployer des « boîtes noires » biologiques afin de contrôler la conformité des expériences à partir de prélèvements réalisés sur les déchets et sur les filtres à air des laboratoires concernés.

Au niveau éthique, la réglementation est désormais associée à la formation et à la sensibilisation aux enjeux de biosécurité, et au management du risque au niveau mondial. Il s'agit de déterminer quelles sont les expériences problématiques, s'il est réellement utile de les mettre en œuvre, et, si c'est le cas, dans quelles conditions de sécurité elles doivent être réalisées. La communauté scientifique, les politiques et les citoyens devraient s'emparer de ces questions scientifiques et définir ensemble ce qui est éthiquement acceptable en matière de risque et de bénéfice sociétal, et ce qui ne l'est pas.

COVID-19 : comprendre pour mieux prévenir Stratégies et moyens d'action contre de futures pandémies

SERGE MORAND

Directeur de recherche CNRS, laboratoire Health, Disease Ecology, Environment and Policy (HealthDEEP), CNRS, Faculty of Veterinary Technology - Kasetsart University, Faculty of Tropical Medicine - Mahidol University, Bangkok, Thaïlande

BENJAMIN ROCHE

Directeur de recherche IRD, laboratoire Maladies infectieuses et vecteurs: écologie, génétique, évolution et contrôle (MIVEGEC), Université Montpellier, CNRS, IRD, Montpellier, France et Departamento de Etología, Fauna Silvestre y Animales de Laboratorio, Facultad de Medicina Veterinaria y Zootecnia, Universidad Nacional Autónoma de México (UNAM)

La pandémie de la Covid-19 s'inscrit dans une tendance constante d'augmentation des émergences et des épidémies de maladies infectieuses. Elle souligne que les impacts systémiques, sociaux et économiques des crises sanitaires globales sont également de plus en plus importants. L'expérience de cette pandémie nécessite de comprendre et d'agir sur les facteurs et les processus qui conduisent à l'émergence d'un nouvel agent infectieux apte à engendrer une crise sanitaire mondiale. Partant de l'affirmation que 70 % des maladies émergentes sont des zoonoses causées par des agents infectieux d'origine animale, le rapport de l'atelier « Biodiversité et Covid-19 », organisé en 2020 par la Plateforme intergouvernementale scientifique et politique sur la biodiversité et les services écosystémiques (IPBES), a résumé les conditions qui favorisent l'émergence. Le constat dressé par ce rapport est que de 30 % des événements de maladies émergentes sont associés au changement d'utilisation des terres, à l'expansion agricole et à l'urbanisation. Les facteurs abiotiques, comme le climat et sa variabilité, et les facteurs biotiques, comme la baisse de la biodiversité, sont également des déterminants fondamentaux de la transmission des maladies infectieuses.

L'émergence de la Covid-19 a néanmoins permis de mettre en évidence les succès scientifiques indéniables réalisés pour faire face à ce type de pandémies. Avec un vaccin efficace qui a été développé et distribué en à peine une année, la communauté scientifique et pharmaceutique a montré que la mise à disposition rapide d'outils de santé publique était possible, ce qui a permis de sauver des milliers, probablement des millions de vies. Le développement des études épidémiologiques, de modèles mathématiques et de nouvelles façons d'analyser les données génétiques a permis d'acquérir une compréhension des mécanismes biologiques de ce virus avec une rapidité jamais vue auparavant[134].

Mais cela ne doit pas cacher les failles dans la gestion de cette crise sanitaire. Plusieurs millions de personnes sont mortes, et les conséquences économiques se comptent en milliers de milliards de dollars[135]. De façon peut-être encore plus préoccupante, nous avons pu également constater que la résilience des systèmes de santé et des populations avait ses limites. Deux ans après le début de cette pandémie, une fatigue morale s'est clairement installée, limitant l'efficacité des différentes interventions de santé publique[136].

Une pandémie prévisible

Pourtant, cette pandémie n'est pas une surprise et nous avons pu nous y préparer, au moins partiellement. En effet, il ne faut pas oublier que les coronavirus ont été depuis longtemps identifiés comme des virus avec un potentiel pandémique indéniable, car ayant déjà provoqué des épidémies de grande ampleur en Asie et dans la péninsule Arabique[137]. Par conséquent, cette famille de virus a été plutôt étudiée, ce qui a permis de faciliter le développement rapide d'outils de santé publique. Malheureusement, la prochaine pandémie pourra concerner un agent pathogène moins connu, ce qui ne fera que rallonger le temps de développement de ces outils.

Les alertes ne datent pas d'aujourd'hui. Il y a soixante-dix ans, les liens entre développement des sociétés, santé et conservation biologique ont été abordés lors de la Conférence de la biosphère organisée à l'Unesco à Paris en 1968. Les bases scientifiques de l'utilisation rationnelle et de la conservation des ressources de la biosphère y ont été élaborées, notamment dans une section consacrée à l'écologie humaine. En matière de santé, la perte de diversité biologique est pour la première fois directement associée à la détérioration de la santé physique et mentale. La Recommandation 3 sur « la recherche sur l'écologie humaine » du rapport final de la conférence, après avoir considéré que « l'homme fait partie intégrante de la plupart des écosystèmes, non seulement influençant mais étant influencé par son environnement ; que sa santé physique et mentale, actuelle et future, est intimement liée aux systèmes dynamiques d'objets, de forces et de processus naturels qui interagissent avec la biosphère, y compris la culture », recommande aux États membres, à l'Unesco, à l'OMS et aux organisations internationales concernées « de poursuivre et d'intensifier les recherches sur l'écologie des maladies humaines, en particulier celles liées aux changements environnementaux et aux zoonoses résultant de l'interaction entre l'homme et les animaux » et « que ces recherches soient orientées vers la résolution des problèmes de plus en plus importants de l'établissement du nécessaire équilibre entre l'homme et son environnement en relation avec le maintien de sa santé et de son bien-être dans leurs connotations les plus larges ».

Création de l'OHHLEP et définition du *One Health*

En 2008, une collaboration tripartite *One Health* (« une seule santé »), réunissant l'Organisation mondiale de la santé animale (OMSA, ex-OIE), l'Organisation des Nations unies pour l'alimentation et l'agriculture (FAO) et l'OMS est ainsi mise en place afin d'améliorer la surveillance des maladies zoonotiques à l'interface entre santé humaine, santé animale et environnement.

En 2013, un système mondial d'alerte précoce pour les principales maladies animales (GLEWS+2) est créé afin de faciliter la collaboration intersectorielle et multidisciplinaire dans la lutte contre les risques pour la santé à l'interface humains-animaux-écosystèmes. D'importants programmes sont mis en place afin de prévoir, prévenir une épidémie et s'y préparer, comme la « maladie X » de l'OMS. Enfin, les « Principes de Berlin sur une seule santé » sont publiés en 2019 lors de la conférence « One Planet, One Health, One Future » comme une mise à jour des « Principes de Manhattan » de 2004. Ces derniers soulignaient « le lien essentiel entre la santé humaine, domestique et de la faune et la menace que la maladie représente pour les personnes, leurs approvisionnements alimentaires et leurs économies, et la biodiversité essentielle au maintien des environnements sains et des écosystèmes fonctionnels dont nous avons tous besoin » et « que les décisions concernant l'utilisation des terres et de l'eau ont de réelles implications pour la santé. Les altérations de la résilience des écosystèmes et les changements dans les schémas d'émergence et de propagation des maladies se manifestent lorsque nous ne reconnaissons pas cette relation ».

L'émergence du SARS-CoV-2 et la pandémie de Covid-19 ont relancé ces initiatives en reconnaissant l'importance des changements environnementaux globaux dans l'émergence et la transmission des maladies zoonotiques.

En 2021, la collaboration tripartite s'est enrichie de l'arrivée du Programme des Nations unies pour l'environnement (PNUE) et de la mise en place d'un panel d'experts de haut niveau *One Health* (*One Health High-Level Expert Panel*, OHHLEP), composé de 26 scientifiques aux profils disciplinaires variés. La première tâche confiée à OHHLEP fut de donner une définition du *One Health* :

> « *One Health* est une approche intégrée et fédératrice qui vise à équilibrer et optimiser durablement la santé des hommes, des animaux et des écosystèmes. Elle reconnaît que la santé des humains, celle des animaux domestiques et sauvages, celle des plantes et de l'environnement au sens large (y compris les écosystèmes) sont étroitement liées et interdépendantes. L'approche mobilise de multiples secteurs, disciplines et communautés à différents niveaux de la société pour travailler ensemble afin de favoriser le bien-être et lutter contre les menaces pour la santé et les écosystèmes, tout en répondant au besoin collectif en alimentation, eau, énergie et air sains, en pr enant des mesures pour le changement climatique et de contribuer au développement durable ».

L'OHHLEP met l'accent sur plusieurs principes sous-jacents, notamment l'équité entre les secteurs et les disciplines, la parité sociopolitique et multiculturelle et l'inclusion et l'engagement des communautés et des voix marginalisées. L'OHHLEP souligne la nécessité de trouver un équilibre socio-écologique harmonieux des interactions humains-animaux-environnements, reconnaissant l'importance de la biodiversité, de l'accès à un espace et à des ressources naturelles suffisants ainsi que la valeur intrinsèque de tous les êtres vivants au sein de l'écosystème. L'OHHLEP met en avant la responsabilité des humains afin de changer de comportement et d'adopter des solutions durables qui reconnaissent l'importance du bien-être animal et de l'intégrité de l'ensemble des écosystèmes, garantissant ainsi le bien-être des générations actuelles et futures. Enfin, l'OHHLEP rappelle la nécessaire transdisciplinarité et la collaboration multisectorielle, qui incluent toutes les disciplines pertinentes ainsi que les formes de connaissances modernes et traditionnelles. Cette définition a été officiellement approuvée par les quatre partenaires de la quadripartite *One Health* en décembre 2021.

Plus récemment, l'OHHLEP a donné une définition de la prévention de l'événement de débordement (ou *spillover*), c'est-à-dire du passage d'un virus hébergé chez un animal vers l'espèce humaine. La prévention du transfert d'agents pathogènes des animaux aux humains doit être proactive et pas seulement réactive. Elle nécessite de s'attaquer aux facteurs écologiques, météorologiques et anthropiques favorisant l'émergence. Pour cela, il est nécessaire de comprendre la dynamique des infections pathogènes afin de mettre en œuvre des activités d'intervention proactives.

Stratégies de prévention à différents niveaux

Il est donc essentiel de développer des stratégies de prévention contre les maladies infectieuses émergentes et d'empêcher le plus possible ces agents pathogènes de commencer à apparaître chez l'humain via une approche proactive, et non plus uniquement de les contrôler, ou être prêt à les contrôler, de façon réactive, une fois qu'ils commencent à circuler chez l'humain.

Pour développer ces approches de prévention, deux perspectives, non mutuellement exclusives, sont possibles. La première est d'essayer de développer des vaccins à même de protéger les populations de ces émergences. C'est typiquement l'approche qui a été adoptée face à des maladies infectieuses endémiques, comme la rougeole, la coqueluche ou la poliomyélite. Le développement de vaccins à ARN messager augmente la possibilité de développer davantage de vaccins contre de nombreux microbes[138]. Si cette approche est, bien sûr, particulièrement cruciale à développer, il ne faut pas occulter que ces maladies émergentes peuvent être le résultat de pathogènes inconnus, et que le développement de vaccins contre ces pathogènes inconnus nécessitera forcément d'attendre que le virus circule pour en commencer la conception.

Et dans ces circonstances potentielles de début de pandémie, le temps qui passe est synonyme d'amplification de la transmission, rendant l'épidémie de moins en moins contrôlable, surchargeant les systèmes de santé, entraînant de nombreux décès et des dégâts économiques qui n'avaient pas été bien identifiés avant la pandémie de Covid-19.

Il est ainsi primordial de développer des stratégies de prévention, non pas uniquement sur chaque pathogène ou famille de pathogènes, mais sur les facteurs même qui favorisent ces émergences. Et pour les comprendre, il faut également comprendre quels sont ces microbes qui émergent.

La très grande majorité de ces maladies émergentes sont des zoonoses, c'est-à-dire des agents pathogènes qui circulent en premier lieu dans les populations animales, mais qui ont la capacité de toucher les humains et, dans certains cas, de se transmettre entre humains. Or, nous sommes très loin de connaître tous les pathogènes animaux qui peuvent toucher l'espèce humaine. En effet, on estime qu'entre 300 000 et 500 000 espèces de virus pouvant affecter les humains n'ont pas encore été identifiées[139], sans parler des autres familles d'agents pathogènes telles que les bactéries ou les parasites.

Lutter contre les facteurs d'émergence

C'est parce que le potentiel contre lequel il convient de se préparer est énorme qu'il faut développer également des stratégies de prévention dite « primaire[140] », c'est-à-dire s'attaquant aux facteurs de ces émergences. En outre, le budget de ces stratégies de prévention est estimé à 2 % du coût de la pandémie de Covid-19, soit un énorme retour sur investissement sur le long terme[141]. De plus, ces facteurs sont bien documentés et reposent principalement sur deux éléments : l'augmentation de la circulation d'agents pathogènes au sein des écosystèmes et les contacts entre populations animales et populations humaines. Ces deux facteurs sont étroitement liés à certaines activités, en particulier le changement d'usage des sols et la déforestation.

La déforestation entraîne en effet une perte de biodiversité particulièrement importante. Les espèces les moins abondantes vont avoir tendance à disparaître lorsque les habitats sont fragmentés. Mais toutes les espèces ne sont pas égales dans la transmission d'un agent pathogène lorsqu'elles y sont exposées. En effet, certaines sont fortement compétentes et permettent une transmission à un autre individu (de la même espèce ou non), quand d'autres sont peu compétentes (on parle également de cul-de-sac) et ne peuvent pas transmettre le microbe à leur tour. En présence de nombreuses espèces (une forte biodiversité), on trouve, en moyenne, beaucoup d'espèces peu compétentes, qui vont ralentir la transmission de certains agents pathogènes. On dit ainsi que la biodiversité « dilue » la transmission des maladies infectieuses[142]. Malheureusement, ces espèces ont tendance à disparaître quand la biodiversité diminue, réduisant ainsi cet effet de dilution et rendant la faune sauvage plus exposée à ces cohortes de pathogènes[143]. La déforestation et le commerce d'animaux sauvages augmentent également le taux de contact entre humains et animaux, créant ainsi le cocktail parfait pour l'émergence de nouvelles zoonoses.

Si l'on veut agir le plus en amont possible, il est donc crucial de développer de nouvelles méthodes de gestion des écosystèmes, plus durables et permettant de les rendre plus résilients à ces émergences de zoonoses[144]. Néanmoins, s'attaquer à ces facteurs d'émergence est loin d'être facile, tant ils représentent un problème planétaire, responsable également du dérèglement climatique. Il repose sur des activités économiques très imbriquées dans la vie quotidienne de nombreuses populations et cela nécessite de développer ces stratégies à des échelles aussi bien locales qu'internationales.

Prévention, préparation et réponse

C'est dans ce contexte qu'a été lancée l'initiative internationale PREZODE (*Preventing Zoonotic Disease Emergence*[145]) lors du sommet One Planet, organisé le 11 janvier 2021. L'ambition de PREZODE est de comprendre les risques d'émergence de maladies infectieuses zoonotiques, de développer et de mettre en œuvre des méthodes innovantes pour améliorer la prévention, la détection précoce et la résilience, et d'assurer une réponse rapide aux risques de maladies infectieuses émergentes d'origine animale. En mars 2023, cette initiative rassemble 22 gouvernements et près de 200 institutions à travers le monde.

Citons ensuite l'initiative *Nature for Health* (N4H)[146] dont l'objectif est de réduire le risque de pandémies en renforçant les aspects environnementaux du *One Health* en s'appuyant sur une approche inclusive multidisciplinaire axée sur les interdépendances de la santé humaine, animale et des écosystèmes. N4H s'engage dans tous les secteurs et communautés à différents niveaux de la société pour catalyser des politiques intégrées, des actions fondées sur des preuves et le développement des capacités pour un impact local, national et régional.

Les travaux de l'OHHLEP sont également d'importance dans les négociations actuelles menées aux Nations unies pour la création d'un éventuel traité sur la pandémie, dont le but sera de renforcer la prévention, la préparation et la réponse aux risques pandémiques.

L'approche *One Health*, en favorisant la coordination et la collaboration entre les organisations, les institutions et les disciplines, offre des opportunités de nouvelles manières de mener des recherches en santé des humains, des animaux, des plantes et des écosystèmes, à même de répondre aux enjeux planétaires et de santé globale.

L'objectif de cette approche globale est typiquement de ne pas avoir de « trous dans la raquette ». En effet, après chaque épidémie (et encore plus dans le cas d'une pandémie), beaucoup d'investissements sont mis sur la zone affectée et sur le type de pathogènes qui a émergé. C'est malheureusement oublier que le danger peut venir de partout et que la vigilance doit être globale et de tous les instants, sans sous-estimer l'importance des aspects diplomatiques dans ce processus. En effet, les collaborations entre États, élément clé pour prévenir les pandémies, ne répondent pas uniquement à des impératifs de santé mondiale, mais également à des considération historiques et diplomatiques qui peuvent faciliter, mais également contraindre, une bonne coordination.

Il est également crucial de ne pas créer de recouvrements entre les différentes initiatives, mais bien d'initier des synergies. Par exemple, le projet *STOP-Spillover* de l'agence américaine USAID a pour objectif de documenter toutes les occurrences d'émergence de maladies infectieuses identifiées lors de ces dernières décennies pour retracer la chaîne de causalité ayant mené à ces émergences, afin de faire en sorte que ce type d'événements ne puisse pas se reproduire. De façon similaire, l'initiative ZODIAC, lancée par l'Agence internationale de l'énergie atomique, a pour vocation de consolider les capacités de diagnostics des laboratoires vétérinaires à travers le monde et de renforcer ainsi les stratégies de surveillance *One Health*, à l'interface entre humains et animaux. Le ministère des Affaires étrangères allemand a également lancé une initiative basée sur la surveillance et le contrôle du commerce de la faune sauvage. La fondation Rockefeller a initié de son côté la *Pandemics Prevention Initiative* pour que les différentes sources de données puissent communiquer entre elles et développer des systèmes d'alerte précoces. Une dernière initiative d'envergure est le nouveau Fonds d'intermédiation financière pour la prévention, la préparation et la réponse aux pandémies mis en place par la Banque mondiale.

Pour conclure, il est important de souligner qu'il ne faut surtout pas opposer les différentes approches. Une stratégie de prévention parfaitement efficace n'existe pas et devra forcément s'articuler avec les différents plans de préparation afin de permettre une réponse la plus adaptée possible. C'est seulement en combinant prévention, préparation et réponse que l'on pourra éviter une nouvelle catastrophe comme celle de la Covid-19.

Notes

1. McCutcheon, J.P., Moran, N.A, 2012.
2. Pradeu, T., *et al.*, 2016.
3. Baltimore, D., 1971.
4. Simmonds, P., *et al.*, 2023.
5. Domingo, E., Holland, J.J., 1997.
6. Hirabara *et al.* 2022; Tenthorey, J.L., *et al.*, 2022.
7. A. Laboratory of Tumor Virus Biology, commons.wikimedia. B. Dr. Frederick Murphy, commons.wikimedia. C. Vincent Racaniello, wikipedia. D. NIAID-RML, creative.commons. E. Graham Beards, creative commons. F. Dr. Erskine Palmer, commons.wikimedia. G. Betty Partin, commons.wikimedia. H. CDC, commons.wikimedia. I. NIAID-RML, creative.commons. J. Dr. Frederick Murphy, commons.wikimedia. K. Dr. Edwin P. Ewing, Jr., commons.wikimedia. L. CDC, commons.wikimedia.
8. Cetartiodactyla ou Artiodactyles au sens moderne (inclus dans les Cetongulate): composé des *Tylopoda* (dromadaires), *Suidae* (porcs), *Ruminantia, Hippopotamidae* et *Cetacea*. Les coronavirus n'ont pas été rapportés chez les *Hippopotamidae*, mais ont été détectés dans les autres groupes.
9. Le taxon Perissodactyla compte les *Equidae* (chevaux et zèbres), les *Rhinocerotidae* (rhinocéros) et les *Tapiridae* (tapirs). Des coronavirus ont été détectés chez les chevaux (pathologie entérique).
10. Stöhr, K., 2003.
11. Drosten, C., *et al.*, 2003.
12. Guan, Y., *et al.*, 2003.
13. *Merbecovirus* est le sous-genre auquel appartient le MERS-CoV, qui émerge dans la péninsule Arabique en 2012, et dont l'hôte principal est le dromadaire. Les virus de chauve-souris apparentés connus sont assez éloignés, du fait d'une séparation assez ancienne (> 70 ans) des lignées virales.
14. Ar Grouilh, M., *et al.*, 2018.
15. En virologie, la susceptibilité d'un hôte décrit sa capacité à l'infection par un virus donné.
16. En virologie, un hôte sensible à l'infection par un virus donné développe des symptômes entraînant une morbi-mortalité.
17. Chez la civette, quand elle n'est pas asymptomatique, l'infection par le SARS-CoV ne génère qu'une légère perte de poids, et passe facilement inaperçue aux yeux de l'éleveur.
18. Un autre petit carnivore, un chien viverrin (*Nyctereutes procyonoides*), d'un marché de Shenzhen est également rapporté infecté (Guan, Y., *et al.*, 2003). Plus tard, lors de l'arrivée du SARS-CoV2 en Europe, les élevages de visons se sont rapidement révélés particulièrement susceptibles, et ce y compris en France, à l'infection par ce nouveau *Sarbecovirus*, et des transmissions humain-animal-humain ont été décrites aux Pays-Bas.
19. On entend ici « naïf » sur le plan immunologique.
20. ACE2: *Angiotensin Converting Enzyme 2*, protéine présente à la surface de certaines cellules épithéliales, exploitées par certains coronavirus comme récepteur, pour reconnaître la cellule cible et s'adsorber à sa surface (voir Chapitre 2 « Biologie d'une infection à SARS-CoV-2 chez l'humain »).
21. Ge, X.-Y., *et al.*, 2013.
22. https://www.ncbi.nlm.nih.gov
23. http://www.mgc.ac.cn/cgi-bin/ZOVER
24. https://www.viralemergence.org/datacov
25. Le caractère zoonotique d'un virus décrit la capacité à infecter d'autres espèces animales, dont l'espèce humaine.
26. Streicker, D.G., Gilbert, A.T., 2020.
27. Oude Munnink, B., *et al.*, 2021.
28. Le SADS-CoV ou SeACOV touche principalement les porcelets avec une mortalité de 90 % et est distinct des autres coronavirus porcins. Les porcs sont les hôtes d'au moins six coronavirus distincts: le TGEV (*Transmissible GatroEnteritis Coronavirus*), décrit dans les années 1960 aux États-Unis; le PHEV (*Porcine Hemagglutinating Encephalomyelitis Virus*), seul Betacoronavirus porcin et décrit dans les années 1960 aux États-Unis et en Europe; le PEDV (*Porcine Epidemic Diarrhea Virus*), coronavirus porcin connu depuis 1976 en Angleterre et d'abord décrit comme un TGEV-Like; le PRCV (*Porcine Respiratory CoronaVirus*), décrit en 1984 en Belgique et apparenté au TGEV; le PDCoV (*Porcine Deltacoronavirus*), décrit en 2009 et le SADS-CoV/SeACoV de 2016.
29. Voir section précédente de ce chapitre: « Taxinomie contemporaine ».
30. V'kovski, P., *et al.*, 2020.
31. Tidu, A., *et al.*, 2021.
32. Roingeard, P., *et al.*, 2022
33. Carabelli, A.M., *et al.*, 2023.
34. Bracquemond, D., Muriaux., D., 2021.
35. Puhach, O., *et al.*, 2022a.
36. Sender, R., *et al.*, 2021.
37. Jones, T.C., *et al.*, 2021.
38. Conrado, D.J., *et al.*, 2022.
39. Néant, N., *et al.*, 2021.
40. Néant, N., *et al.*, 2021.
41. Marc, A., *et al.*, 2021.
42. Puhach, O., *et al.*, 2022a.
43. Ke, R., *et al.* 2022.
44. Puhach, O., *et al.*, 2022b.
45. Eyre, D.W., *et al.*, 2022.
46. Puhach, O., *et al.*, 2022b.
47. Killingley, B., *et al.*, 2022.
48. www.covidhge.com
49. https://covid-19.cochrane.org/ (consulté le 21 janvier 2023).
50. https://www.ema.europa.eu/en/human-regulatory/overview/public-health-threats/coronavirus-disease-covid-19/treatments-vaccines/covid-19-treatments (consulté le 21 janvier 2023).
51. Pushpakom, S., *et al.*, 2019.
52. WHO Solidarity Trial Consortium, 2021; RECOVERY Collaborative Group, 2020a; RECOVERY Collaborative Group, 2020b.
53. RECOVERY Collaborative Group, 2021.
54. https://www.has-sante.fr/jcms/p_3329208/fr/kineret-anakinra-covid-19#_ftn1
55. https://www.ema.europa.eu/en/human-regulatory/overview/public-health-threats/coronavirus-disease-covid-19/treatments-vaccines/covid-19-treatments (21 janvier 2023).
56. WHO Solidarity Trial Consortium, 2022.
57. Sanderson, T., *et al.*, 2023.
58. https://www.has-sante.fr/jcms/p_3329208/fr/kineret-anakinra-covid-19#_ftn1

59. https://www.emcdda.europa.eu/publications/html/pods/waste-water-analysis_en#data-explorer
60. Zohra, T., *et al.*, 2021.
61. Mercader-Barceló, J., *et al.*, 2022.
62. Rainey, A. *et al.*, 2022.
63. Alphen, L.B. van, *et al.*, 2014.
64. Mercier, E., *et al.*, 2022.
65. Mercader-Barcelo, J., *et al.*, 2022.
66. Bisseux, M., *et al.*, 2018.
67. Medema, G., *et al.*, 2020.
68. Randazzo, W., *et al.*, 2020.
69. Bivins, A., *et al.*, 2020.
70. Wurtzer, S., *et al.*, 2020.
71. Moulin, L., *et al.*, 2021.
72. Cluzel, N., *et al.*, 2022.
73. https://www.anses.fr/fr/content/nouveau-rôle-de-l'anses-sur-la-surveillance-du-sars-cov-2-dans-les-eaux-usées
74. Holmes, E., 2020.
75. Zhou, P., *et al.*, 2020.
76. Lam, T.T.Y., *et al.*, 2020.
77. Temmam, S., *et al.*, 2022.
78. Neher, R.A., 2022.
79. O'Toole, Á., *et al.*, 2021.
80. Andersen, K.G., *et al.*, 2020.
81. Bloom, J.D., *et al.*, 2023.
82. Kimura, M., 1968.
83. Drummond, A.J., *et al.*, 2002.
84. Bierne, N., Eyre-Walker, A., 2003; Bloom, J.D., *et al.*, 2023.
85. Zhou, P., *et al.*, 2020.
86. Hu, D., *et al.*, 2018.
87. Lam, T.T.Y., *et al.*, 2020.
88. Zhou, P., *et al.*, 2020.
89. Wang, H., *et al.*, 2021.
90. Lam, T.T.Y., *et al.*, 2020.
91. Wang, H., *et al.*, 2021.
92. Zhou, H., *et al.*, 2020.
93. Wang, H., *et al.*, 2021.
94. Temmam, S., *et al.*, 2022.
95. Latinne, A., *et al.*, 2020.
96. Pascall, D.J., *et al.*, 2020.
97. Wang, H., *et al.*, 2021.
98. Duchene, S., *et al.*, 2020.
99. Duchene, S., *et al.*, 2020.
100. Pekar, J., *et al.*, 2021.
101. Pekar, J., *et al.*, 2021; Jijón, S., *et al.*, 2023.
102. Worobey, M., 2021.
103. Nadeau, S.A., *et al.*, 2021.
104. Neher, R.A., 2022.
105. Neher, R.A., 2022.
106. Martin, D.P., *et al.*, 2021.
107. Duret, L., *et al.*, 2010.
108. Grenfell, B.T., *et al.*, 2004.
109. Kingman, J.F.C., 1982.
110. Nee, S., 1994.
111. Stadler, T., *et al.*, 2012.
112. Wu J.T., *et al.*, 2020.
113. Pybus, O.G., *et al.*, 2012.
114. Plessis, L. du, *et al.*, 2021.
115. Streicker, D.G., *et al.*, 2010.
116. Pekar *et al*, 2022.
117. Il est classiquement admis de considérer que les virus ne sont pas vivants mais... (Forterre, P., 2010).
118. La bio-informatique est une science pluridisciplinaire qui développe et applique des approches informatiques et statistiques pour traiter des données biologiques.
119. Debré, P., 2020.
120. Moulin, A.M., 2019.
121. Peeters, M., *et al.*, 2008; Pépin, J., 2019.
122. Pépin, J., 2019.
123. Pol, S., 2013.
124. Delpeyroux, F., *et al.*, 2013.
125. Nuismer, S.L., Bull, J.J., 2020.
126. Heymannet, DL., *et al.*, 2004; Blacksell, SD., *et al.*, 2023.
127. Luby, JP., *et al.*, 1969.
128. Silver, A., 2022.
129. Rozo, M., Gronvall, G.K., 2015.
130. Rozo, M., Gronvall, G.K., 2015.
131. Na, W., *et al.*, 2015 ; Global Biolabs : https://www.globalbiolabs.org/map
132. Klotz, LC., et Sylvester, EJ., 2014.
133. Iseni, F., Tournier, J.-N., 2020.
134. Tournier, J.-N., 2019.
135. Noyce, R.S., Evans, D.H., 2018.
136. Iseni, F., Tournier, J.-N., 2020.
137. Gutierrez-Alvarez, J., 2021.
138. Imai, M., *et al.*, 2012; Russell, C.A., *et al.*, 2012.
139. Duprex, WP., *et al.*, 2015; Evans, NG., *et al.*, 2015 ; Musunuri, S., *et al.*, 2021.
140. "COVID Research: A Year of Scientific Milestones", 2021.
141. Msemburi, W., *et al.*, 2023.
142. Haktanir, A., *et al.*, 2022.
143. Cheng, V.C.C., *et al.*, 2019.
144. Morens, D.M., 2022.
145. IPBES, 2020.
146. Bernstein, A.S., *et al.*, 2022.
147. Dobson, A.P., *et al.*, 2020.
148. Roche, B., *et al.*, 2012.
149. Schmidt, K.A., 2001.
150. Roche, B., *et al.*, 2020.
151. https://prezode.org/
152. https://www.nature4health.net

Bibliographie

Introduction – L'ère des pandémies

Cunningham, A.A., Daszak, P., Wood, J.L.N., (2017), "One Health, Emerging Infectious Diseases and Wildlife: Two Decades of Progress?", *Philosophical Transactions of the Royal Society B: Biological Sciences*, 372, p. 20160167.

Jones, K.E., Patel, N.G., Levy, M.A., Storeygard, A., Balk, D., Gittleman, J.L., Daszak, P., (2008), "Global Trends in Emerging Infectious Diseases", *Nature*, 451, p. 990-993.

Vora, N.M., Hannah, L., Lieberman, S., Vale, M.M., Plowright, R.K., Bernstein, A.S, (2022), "Want to Prevent Pandemics? Stop Spillovers", *Nature*, 605, pp. 419-422.

Wolfe, N.D., Dunavan, C.P., Diamond, J., "Origins of Major Human Infectious Diseases", (2007), *Nature*, 447, pp. 279-283.

1 • DES VIRUS, DES ANIMAUX ET DES HUMAINS

Qu'est-ce qu'un virus ? Comprendre leur diversité

Baltimore, D., (1971), "Expression of Animal Virus Genomes", *Bacteriological Reviews*, 35, 3, pp. 235-241.

Domingo, E., Holland, J.J., (1997), "RNA Virus Mutations and Fitness for Survival", *Annual Review of Microbiology*, 51, pp. 151-178.

Hirabara, S.M., Serdan, T.D.A., Gorjao, R., Masi, L.N., Pithon-Curi, T.C., Covas, D.T., Curi, R., Durigon, E.L., (2022), "SARS-COV-2 Variants: Differences and Potential of Immune Evasion", *Frontiers in Cellular and Infection Microbiology*, 11.

McCutcheon, John P., Moran, N.A., (2012), "Extreme Genome Reduction in Symbiotic Bacteria", *Nature Reviews Microbiology*, 10, 1, pp. 13-26.

Pradeu, T., Kostyrka, G., Dupré, J., (2016), "Understanding Viruses: Philosophical Investigations", *Studies in history and philosophy of science part C: Studies in history and philosophy of biological and biomedical sciences*, 59, pp. 57-63.

Simmonds, P.,Adriaenssens, E.M., Murilo Zerbini, F., Abrescia, N.G.A. Aiewsakun, P., Alfenas-Zerbini, P., Bao, Y., Barylski, J., Drosten, C., Duffy, S., Duprex, W.P., Dutilh, B.E., Elena, S.F., García, M.L., Junglen, S., Katzourakis, A., Koonin, E.V., Krupovic, M., Kuhn, J.H., Lambert, A.J., Lefkowitz, E.J., Łobocka, M., Lood, C., Mahony, J., Meier-Kolthoff, J.P., Mushegian, A.R., Oksanen, H.M., Poranen, M.M., Reyes-Muñoz, A., Robertson, D.L., Roux, S., Rubino, L., Sabanadzovic, S., Siddell, S., Skern, T., Smith, D.B., Sullivan, M.B., Suzuki, N., Turner, D., Van Doorslaer, K., Vandamme, A.M., Varsani, A., Vasilakis, N., (2023), "Four Principles to Establish a Universal Virus Taxonomy", *PLOS Biology*, 21, 2, p. e3001922.

Tenthorey, J.L., Emerman, M, Malik, H.S., (2022), "Evolutionary Landscapes of Host-Virus Arms Races", *Annual Review of Immunology*, 40, 1, pp. 271-294.

Coronavirus chez les chauves-souris : historique, diversité, évolution et émergences

Ar Gouilh, M., Puechmaille, S.J., Diancourt, L., Vandenbogaert, M., Serra-Cobo, J., Lopez Roïg, M., Brown, P., Moutou, F., Caro, V., Vabret, A., Manuguerra, J.-C., EPICOREM consortium, (2018), "SARS-CoV Related Betacoronavirus and Diverse Alphacoronavirus Members Found in Western Old-World", *Virology*, 517, pp. 88-97.

Drosten, C., Günther, S., Preiser, W., van der Werf, S., Brodt, H.-R., Becker, S., Rabenau, H., Panning, M., Kolesnikova, L., Fouchier, R.A.M., Berger, A., Burguière, A.-M., Cinatl, J., Eickmann, M., Escriou, N., Grywna, K., Kramme, S., Manuguerra, J.-C., Müller, S., Rickerts, V., Stürmer, M., Vieth, S., Klenk, H.-D., Osterhaus, A.D.M.E., Schmitz, H., Doerr, H.W., (2003), "Identification of a Novel Coronavirus in Patients with Severe Acute Respiratory Syndrome", *The New England Journal of Medicine*, 348, pp. 1967-1976.

Fouchier, R.A.M., Kuiken, T., Schutten, M., van Amerongen, G., van Doornum, G.J.J., van den Hoogen, B.G., Peiris, M., Lim, W., Stöhr, K., Osterhaus, A.D.M.E., (2003), "Koch's Postulates Fulfilled for SARS Virus", *Nature*, 423, p. 240.

Ge, X.-Y., Li, J.-L., Yang, X.-L., Chmura, A.A., Zhu, G., Epstein, J.H., Mazet, J.K., Hu, B., Zhang, W., Peng, C., Zhang, Y.-J., Luo, C.-M., Tan, B., Wang, N., Zhu, Y., Crameri, G., Zhang, S.-Y., Wang, L.-F., Daszak, P., Shi, Z.-L., (2013), "Isolation and Characterization of a Bat SARS-like Coronavirus that Uses the ACE2 Receptor", *Nature*, 503, pp. 535-538.

Guan, Y., Zheng, B.J., He, Y.Q., Liu, X.L., Zhuang, Z.X., Cheung, C.L., Luo, S.W., Li, P.H., Zhang, L.J., Guan, Y.J., Butt, K.M., Wong, K.L., Chan, K.W., Lim, W., Shortridge, K.F., Yuen, K.Y., Peiris, J.S.M., Poon, L.L.M., (2003), "Isolation and Characterization of Viruses Related to the SARS Coronavirus from Animals in Southern China", *Science*, 302, pp. 276-278.

Ksiazek, T.G., Erdman, D., Goldsmith, C.S., Zaki, S.R., Peret, T., Emery, S., Tong, S., Urbani, C., Comer, J.A., Lim, W., Rollin, P.E., Dowell, S.F., Ling, A.-E., Humphrey, C.D., Shieh, W.-J., Guarner, J., Paddock, C.D., Rota, P., Fields, B., DeRisi, J., Yang, J.-Y., Cox, N., Hughes, J.M., LeDuc, J.W., Bellini, W.J., Anderson, L.J., SARS Working Group, (2003), "A Novel Coronavirus Associated with Severe Acute Respiratory Syndrome", *The New England Journal of Medicine*, 348, pp. 1953-1966.

Oude Munnink, B., Sikkema, R.S., Nieuwenhuijse, D.F., Molenaar, R.J., Munger, E., Molenkamp, R., van der Spek, A., Tolsma, P., Rietveld, A., Brouwer, M., Bouwmeester-Vincken, N., Harders, F., Hakze-van der Honing, R., Wegdam-Blans, M.C.A., Bouwstra, R.J.,

GeurtsvanKessel, C., van der Eijk, A.A., Velkers, F.C., Smit, L.A.M., Stegeman, A., van der Poel, W.H.M., Koopmans, M.P.G., (2021), "Transmission of SARS-CoV-2 on Mink Farms Between Humans and Mink and Back to Humans", *Science*, 371, pp. 172-177.

Peiris, J., Lai, S., Poon, L., Guan, Y., Yam, L., Lim, W., Nicholls, J., Yee, W., Yan, W., Cheung, M., Cheng, V., Chan, K., Tsang, D., Yung, R., Ng, T., Yuen, K., (2003), "Coronavirus as a Possible Cause of Severe Acute Respiratory Syndrome", *The Lancet*, 361, pp. 1319-1325.

Stöhr, K., (2003), "A Multicentre Collaboration to Investigate the Cause of Severe Acute Respiratory Syndrome", *The Lancet*, 361, pp. 1730-1733.

Streicker, D.G., Gilbert, A.T., (2020), "Contextualizing Bats as Viral Reservoirs", *Science*, 370, pp 172-173.

2 • BIOLOGIE D'UNE INFECTION À SARS-COV-2 CHEZ L'HUMAIN

Mécanismes d'infection et de réplication

Bracquemond, D., Muriaux, D., (2021), "Betacoronavirus Assembly: Clues and Perspectives for Elucidating SARS-CoV-2 Particle Formation and Egress", *mBio*, 12, 5, p. e0237121.

Carabelli, A.M., Peacock, T.P., Thorne, L.G., Harvey, W.T., Hughes, J., Covid-19 Genomics UK Consortium, Peacock, S.J., Barclay, W.S., de Silva, T.I., Towers, G.J., Robertson, D.L., (2023), "SARS-CoV-2 Variant Biology: Immune Escape, Transmission and Fitness", *Nature Reviews Microbiology*, 21.

Roingeard, P., Eymieux, S., Burlaud-Gaillard, J., Hourioux, C., Patient, R., Blanchard, E., (2022), "The Double-Membrane Vesicle (DMV): A Virus-Induced Organelle Dedicated to the replication of SARS-CoV-2 and Other Positive-Sense Single-Stranded RNA Viruses", *Cellular and Molecular Life Sciences*, 79, p. 425.

Tidu, A., Janvier, A., Schaeffer, L., Sosnowski, P., Kuhn, L., Hammann, P., Westhof, E., Eriani, G., Martin, F., (2021), "The Viral Protein NSP1 Acts as a Ribosome Gatekeeper for Shutting Down Host Translation and Fostering SARS-CoV-2 Translation", *RNA*, 27, pp. 253-264.

V'kovski, P., Kratzel, A., Steiner, S., Stalder. H., Thiel, V., (2020), "Coronavirus Biology and Replication: Implications for SARS-CoV-2", *Nature Reviews Microbiology*, 19, pp. 155-170.

La cinétique virale dans l'évolution clinique et la transmission du SARS-CoV-2

Conrado, D.J., Patel, K., Lin, K.J., Wang, Y., Bhongsatiern, J., Kamal, M.A., Turner, K.C., Ganguly, S., Hassan, H.E., Yan, H., Portal-Celhay, C., Davis, J.D., Smith, P.F., Guedj, J., Al-Huniti, N., (2022), "Viral Kinetics in Covid-19 Outpatients Treated with Casirivimab + Imdevimab Combination", *Topics in Antiviral Medicine*, 176.

Eyre, D.W., B. M., B. Ch., Phil, D., Taylor, D., Purver, M., Chapman, D., Fowler, T., Pouwels, K.B., Sarah Walker, A., Peto, T.E.A., (2022), "Effect of Covid-19 Vaccination on Transmission of Alpha and Delta Variants", *The New England Journal of Medicine*, 386, pp. 744-756.

Jones, T.C., Jones, T.C., Biele, G., Mühlemann, B., Veith, T., Schneider, J., Beheim-Schwarzbach, J., Bleicker, T., Tesch, J., Schmidt, M.L., Sander, L.E., Kurth, F., Menzel, P., Schwarzer, R., Zuchowski, M., Hofmann, J., Krumbholz, A., Stein, A., Edelmann, A., Max Corman, V.M., Drosten, C., (2021), "Estimating Infectiousness Throughout SARS-CoV-2 Infection Course", *Science*, 373, p. eabi5273.

Ke, R., Martinez, P.P., Smith, R.L., Gibson, L.L., Mirza, A., Conte, M., Gallagher, N., Huai Luo, C., Jarrett, J., Zhou, R., Conte, A., Liu, T., Farjo, M., Walden, K.K.O., Rendon, G., Fields, C.J., Wang, L., Fredrickson, R., Edmonson, D.C., Baughman, M.E., Chiu, K.K., Choi, H., Scardina, K.R., Bradley, S., Gloss, S.L., Reinhart, C., Yedetore, J., Quicksall, J., Owens, A.N., Broach, J., Barton, B., Lazar, P., Heetderks, W.J., Robinson, M.L., Mostafa, H.H., Manabe, Y.C., Pekosz, A., McManus, D.D., Brooke, C.B., (2022), "Daily Longitudinal Sampling of SARS-CoV-2 Infection Reveals Substantial Heterogeneity in Infectiousness", *Nature Microbiology*, 7, pp. 640-652.

Killingley, B., Killingley, B., Mann, A.J., Kalinova, M., Boyers, A., Goonawardane, N., Zhou, J., Lindsell, K., Hare, S.S., Brown, J., Frise, R., Smith, E., Hopkins, C., Noulin, N., Löndt, B., Wilkinson, T., Harden, S., McShane, H., Baillet, M., Gilbert, A., Jacobs, M., Charman, C., Mande, P., Nguyen-Van-Tam, J.S., Semple, M.G., Read, R.C., Ferguson, N.M., Openshaw, P.J., Rapeport, G., Barclay, W.S., Catchpole, A.P., Chiu, C., (2022), "Safety, Tolerability and Viral Kinetics During SARS-CoV-2 Human Challenge in Young Adults", *Nature Medicine*, 28, pp. 1031-1041.

Maisonnasse, P., Guedj, J., Contreras, V., Behillil, S., Solas, C., Marlin, R., Naninck, T., Pizzorno, A., Lemaitre, J., Gonçalves, A., Kahlaoui, N., Terrier, O., Ho Tsong Fang, R., Enouf, V., Dereuddre-Bosquet, N., Brisebarre, A., Touret, F., Chapon, C., Hoen, B., Lina, B., Calatrava, M.R., van der Werf, S., de Lamballerie, X., Le Grand, R., (2020), "Hydroxychloroquine Use against SARS-CoV-2 Infection in Non-Human Primates", *Nature*, 585, pp. 584-587.

Marc, A., Kerioui, M., Blanquart, F., Bertrand, J., Mitjà, O., Corbacho-Monné, M., Marks, M., Guedj, J., (2021), "Quantifying the Relationship between SARS-CoV-2 Viral Load and Infectiousness", *Elife*, 10, p. e69302.

Néant, N., Lingas, G., Le Hingrat, Q., Ghosn, J., Engelmann, I., Lepiller, Q., Gaymard, A., Ferré, V., Hartard, C., Plantier, J.-C., Thibault, V., Marlet, J., Montes, B., Bouiller, K., Lescure, F.-X., Timsit, J.-F., Faure, E., Poissy, J., Chidiac, C., Raffi, F., Kimmoun, A., Etienne, M., Richard, J.-C., Tattevin, P., Garot, D., Le Moing, V., Bachelet, D., Tardivon, C., Duval, X.,

Yazdanpanah, Y., Mentré, F., Laouénan, C., Visseaux, B., Guedj, J., French COVID Cohort Investigators and French Cohort Study groups, (2021), "Modeling SARS-CoV-2 Viral Kinetics and Association with Mortality in Hospitalized Patients from the French Covid Cohort", *Proceedings of the National Academy of Sciences of the United States of America*, 118.

Puhach, O., Meyer, B., Eckerle, I., (2022a), "SARS-CoV-2 Viral Load and Shedding Kinetics", *Nature Reviews Microbiology*, pp. 1-15.

Puhach, O., Adea, K., Hulo, N., Sattonnet, P., Genecand, C., Iten, A., Jacquérioz, F., Kaiser, L., Vetter, P., Eckerle, I., Meyer, B., (2022b), "Infectious Viral Load in Unvaccinated and Vaccinated Individuals Infected with Ancestral, Delta or Omicron SARS-CoV-2", *Nature Medicine*, 28, pp. 1-10.

Sender, R., Bar-On, y.-M., Gleizer, S., Bernshtein, B., Flamholz, A., R., Milo, R., (2021), "The Total Number and Mass of SARS-CoV-2 Virions", *Proceedings of the National Academy of Sciences,* 118, p. e2024815118.

Le rôle de la génétique dans les facteurs de risque chez l'humain

Aquino, Y., Bisiaux, A., Li, Z., O'Neill, M., Mendoza-Revilla, J., Merkling, S.H., Kerner, G., Hasan, M., Libri, V., Bondet, V., Smith, N., de Cevins, C., Ménager, M., Luca, F., Pique-Regi, R., Barba-Spaeth, G., Cobat, A., Zhang, Q., Covid Human Genetic Effor, Abel, L, Casanova, J.L., Fellay, J., (2023), "Human Genomics of Covid-19 Pneumonia: Contributions of Rare and Common Variants", *Annu Rev Biomed Data Sci*, 6, pp. 465-486.

Pietropaoli, S., Schwartz, O., Leroux-Roels, G., Lee, C.K., Leung, K., Wu, J.T., Peiris, M., Bruzzone, R., Abel, L., Casanova, J.L., Valkenburg, S.A., Duffy, D., Patin, E., Rotival, M., Quintana-Murci, L., (2023), "Dissecting Human Population Variation in Single-Cell Responses to SARS-CoV-2", *Nature*, 621, 7977, pp. 120-128.

Souilmi, Y., Lauterbur, M.E., Tobler, R., Huber, C.D., Johar, A.S., Moradi, S.V., Johnston, W.A., Krogan, N.J., Alexandrov, K., Enard, D., (2021), "An Ancient Viral Epidemic Involving Host Coronavirus Interacting Genes More Than 20,000 Years Ago in East Asia", *Curr Biol*, 31, 16, pp. 3504-3514.e9.

Zeberg, H., Pääbo, S., (2020), "The Major Genetic Risk Factor for Severe Covid-19 is Inherited from Neanderthals", *Nature*, 587, 7835, pp. 610-612.

3 • TRAITEMENTS ET VACCINS, LA RECHERCHE TOUS AZIMUTS

Traitements contre la Covid-19 : un état des lieux et des perspectives

Pushpakom, S., Iorio, F., Eyers, P.A., Escott, K.J., Hopper, S., Wells, A., Doig, A., Guilliams, T., Latimer, J., McNamee, C., Norris, A., Sanseau, P., Cavalla, D., Pirmohamed, M., (2019), "Drug Repurposing: Progress, Challenges and Recommendations", *Nature Reviews Drug Discovery*, 18, pp. 41-58.

RECOVERY Collaborative Group, Horby, P., Mafham, M., Linsell, L., Bell, J.L., Staplin, N., Emberson, J.R., Wiselka, M., Ustianowski, A., Elmahi, E., Prudon, B., Whitehouse, T., Felton, T., Williams, J., Faccenda, J., Underwood, J., Baillie, J.K., Chappell, L.C., Faust, S.N., Jaki, T., Jeffery, K., Lim, W.S., Montgomery, A., Rowan, K., Tarning, J., Watson, J.A., White, N.J., Juszczak, E., Haynes, R., Landray, M.J., (2020a), "Effect of Hydroxychloroquine in Hospitalized Patients with Covid-19", *The New England Journal of Medicine*, 383, 21, pp. 2030-2040.

RECOVERY Collaborative Group, (2020b), "Lopinavir-Ritonavir in Patients Admitted to Hospital with Covid-19 (RECOVERY): A Randomised, Controlled, Open-Label, Platform Trial", *The Lancet*, 396, 10259, pp. 1345-1352.

RECOVERY Collaborative Group, Horby, P., Lim, W.S., Emberson, J.R., Mafham, M., Bell, J.L., Linsell, L., Staplin, N., Brightling, C., Ustianowski, A., Elmahi, E., Prudon, B., Green, C., Felton, T., Chadwick, D., Rege, K., Fegan, C., Chappell, L.C., Faust, S.N., Jaki, T., Jeffery, K., Montgomery, A., Rowan, K., Juszczak, E., Baillie, J.K., Haynes, R., Landray, M.J., (2021), "Dexamethasone in Hospitalized Patients with Covid-19", *The New England Journal of Medicine*, 384(8), pp. 693-704.

Sanderson, T., Hisner, R., Donovan-Banfield, I., Hartman, H., Løchêne, A., Peacock, T.P., Ruis, C., (2023), "A Molnupiravir-Associated Mutational Signature in Global SARS-CoV-2 Genomes", *Nature*, 623, pp. 594-600.

WHO Solidarity Trial Consortium; Pan, H., Peto, R., Henao-Restrepo, A.M., Preziosi, M.P., Sathiyamoorthy, V., Abdool Karim, Q., Alejandria, M.M., Hernández García, C., Kieny, M.P., Malekzadeh, R, Murthy, S, Reddy, K.S., Roses Periago, M., Abi Hanna, P., Ader, F., Al-Bader, A.M., Alhasawi, A, Allum, E, Alotaibi, A, Alvarez-Moreno, C.A., Appadoo, S., Asiri, A., Aukrust, P., Barratt-Due, A., Bellani, S., Branca, M., Cappel-Porter, H.B.C., Cerrato, N., Chow,T.S., Como, N., Eustace, J., García, P.J., Godbole, S., Gotuzzo, E., Griskevicius, L., Hamra, R., Hassan, M., Hassany, M., Hutton, D., Irmansyah, I., Jancoriene, L., Kirwan, J., Kumar, S., Lennon, P., Lopardo, G., Lydon, P., Magrini, N., Maguire, T., Manevska, S., Manuel, O., McGinty, S., Medina, M.T., Mesa Rubio, M.L., Miranda-Montoya, M.., Nel, J., Nunes, E.P., Perola, M., Portolés, A., Rasmin, M.R., Raza, A., Rees, H., Reges, P.P.S., Rogers, C.A., Salami, K., Salvadori, M.I., Sinani, N, Sterne, J.A.C, Stevanovikj, M., Tacconelli, E, Tikkinen, K.A.O., Trelle S, Zaid, H., Røttingen, J.A., Swaminathan, S., (2021), "Repurposed Antiviral Drugs for Covid-19 - Interim WHO Solidarity Trial Results", *The New England Journal of Medicine*, 384, 6, pp. 497-511.

WHO Solidarity Trial Consortium, (2022), "Remdesivir and Three Other Drugs for Hospitalised Patients with COVID-19: Final Results of the WHO Solidarity Randomised Trial and Updated Meta-Analyses", *The Lancet*, 399, 10339, pp. 1941-1953.

La riposte vaccinale contre la Covid-19 : développement, évaluation et utilisation

Baden, L.R., El Sahly, H.M., Essink, B., Kotloff, K., Frey, S., Novak, R., Diemert, D., Spector, S.A., Rouphael, N., Buddy Creech, C., McGettigan, J., Khetan, S., Segall, S., Solis, J., Brosz, A., Fierro, C., Schwartz, H., Neuzil, K., Corey, L., Gilbert, L., Janes, H., Follmann, D., Marovich, M., Mascola, J., Polakowski, L., Ledgerwood, J., Graham, B.S., Bennett, H., Pajon, R., Knightly, C., Leav, B., Deng, W., Zhou, H., Han, S., Ivarsson, M., Miller, J., Zaks, T. for the COVE Study Group, (2021), "Efficacy and Safety of the mRNA-1273 SARS-CoV-2 Vaccine", *N Engl J Med*, 384, 5, pp. 403-416.

Mueller, J.E., (2021), « Stratégie vaccinale contre la Covid-19 au long terme : contrôle ou élimination ? », *ADSP*, 2, 114, pp. 5-9.

Polack, F.P., Thomas, S.J., Kitchin, N., Absalon, J., Gurtman, A., Lockhart, S., Perez, J.L., Gonzalo Pérez, M., Moreira, E.D., Zerbini, C., Bailey, R., Swanson, K.A., Roychoudhury, S., Koury, K., Li, P., Kalina, W.V., Cooper, D., Frenck, Jr., R.W., Hammitt, L.D., Türeci, Ö., Nell, H., Schaefer, A., Ünal, S., Tresnan, D.B., Mather, S., Dormitzer, P.R., Şahin, U., Jansen, K.U., Gruber, W.C., (2020), "Safety and Efficacy of the BNT162b2 mRNA Covid-19 Vaccine", *N Engl J Med*, 383, 27, pp. 2603-2615.

Voysey, M., Costa Clemens, S.A., A Madhi, S., Weckx, L.Y., Folegatti, P.M., Aley, P.K., A gus, B., Baillie, V.L., Barnabas, S.L., Bhorat, Q.E., Bibi, S., Briner, C., Cicconi, P., Collins, A.M., Colin-Jones, R., Cutland, C.L., Darton, T.C., Dheda, K.D.A., Duncan, C.J.A., Emary, K.R.W., Ewer, K.J., Fairlie, L., Faust, S.N., Feng, S., Ferreira, D.M., Finn, A., Goodman, A.L, Green, C.M., Green, C.A., Heath, P.T., Hill, C., Hill, H., Hirsch, I., ,Hodgson, C.H.C., Izu, A., Jackson, S., Jenkin, D., Joe, C.C.D., Kerridge, S., Koen, A., Kwatra, G., Lazarus, R., Lawrie, A.M., Lelliott, A., Libri, V., Lillie, P.J., Mallory, R., Mendes, A.V.A., Milan, E.P., Minassian, A.M., McGregor, A., Morrison, H., Mujadidi, Y.F., MPharm, A.N., O'Reilly, P.J., Padayachee, S.D., Pittella, A., Plested, E., Pollock, K.M., Ramasamy, M.N., Rhead, S., Schwarzbold, A.V., Singh, N., Smith, A., Song, R., Snape, M.D., Sprinz, E., Sutherland, R.K.,,Tarrant, R., Thomson, E.C., Estée Török, M., Toshner, M., Turner, D.P.J., Vekemans, J., Villafana, T.L., Watson, M.E.E., Williams, C.J., Douglas, A.D., Hill, A.V.S., Lambe, T., Gilbert, S.C., Pollard, A.J., (2021), "Safety and Efficacy of the ChAdOx1 nCoV-19 vaccine (AZD1222) Against SARS-CoV-2: An Interim Analysis of Four Randomised Controlled Trials in Brazil, South Africa, and the UK", *The Lancet*, 397, 10269, pp. 99-111.

4 • ÉPIDÉMIOLOGIE SUIVRE LA DYNAMIQUE DES INFECTIONS

Principes de la modélisation épidémiologique

Bacaër, N., (2021), *Mathématiques et épidémies*, Éditions Cassini.

Diekmann, O., Heesterbeek, H., Britton, T., (2012), *Mathematical Tools for Understanding Infectious Disease Dynamics*, Princeton University Press.

Le suivi environnemental de l'épidémie à SARS-CoV-2 par les eaux usées

van Alphen, L.B., Dorléans, F., Schultz, A.C., Fonager, J., Ethelberg, S., Dalgaard, C., Adelhardt, M., Jørgen, Engberg, H., Kølsen Fischer, T., Gillesberg Lassen, (2014), "The Application of New Molecular Methods in the Investigation of a Waterborne Outbreak of Norovirus in Denmark", *PLOS ONE*, 9, 9, p. e105053.

Bisseux, M., Colombet, J., Mirand, A., Roque-Afonso, A.M., Abravanel, F., Izopet, J., Archimbaud, C., Peigue-Lafeuille, H., Debroas, D., Bailly, J.-L., Henquell, C., (2018), "Monitoring Human Enteric Viruses in Wastewater and Relevance to Infections Encountered in the Clinical Setting: a One-Year Experiment in Central France, 2014 to 2015", *Eurosurveillance*, 23, 7, pp. 17-00237.

Bivins, A., Greaves, J., Fischer, R., Yinda, K. C., Ahmed, W., Kitajima, M., Munster, V.J., Bibby, K., (2020), "Persistence of SARS-CoV-2 in Water and Wastewater", *Environmental Science & Technology Letters*, 7, p. 937942.

Cluzel, N., Courbariaux, M., Wang, S., Moulin, L., Wurtzer, S., Bertrand, I., Laurent, K., Monfort, P., Gantzer, C., Le Guyader, S., Boni, M., Mouchel, J.-M., Maréchal, V., Nuel, G., Maday, Y., Obépine Consortium, (2022), "A Nationwide Indicator to Smooth and Normalize Heterogeneous SARS-CoV-2 RNA Data in Wastewater", *Environment International*, 158, p. 106998.

Medema, G., Heijnen, L., Elsinga, G., Italiaander, R., Brouwer, A., (2020), "Presence of SARS-Coronavirus-2 RNA in Sewage and Correlation with Reported COVID-19 Prevalence in the Early Stage of the Epidemic in the Netherlands", *Environmental Science & Technology Letters*, 7, pp. 511-516.

Mercader-Barceló, J., Out, A., Townley, T.A., Adepoju, P., Walley, J., Okoibhole, L.O., Ebenso, B., (2022), "Rare Recurrences of Poliomyelitis in Non-Endemic Countries After Eradication: A Call for Global Action", *The Lancet Microbe*, 3, p. E891-E892.

Mercier, E., D'Aoust, P.M., Thakali, O., Hegazy, N., Jian, J.J., Zhang, Z., Eid, W., Plaza-Diaz, J., Pervez Kabir, M.D., Fang, W., Cowan, A., Stephenson, S.E., Pisharody, L., MacKenzie, A.E., Graber, T.E., Wan, S., Delatolla, R., (2022), "Municipal and Neighbourhood Level Wastewater Surveillance and Subtyping of an Influenza Virus Outbreak", *Scientific Reports*, 12, p. 15777.

Moulin, L., Boni, M., Cluzek, N., Gary, P., Le Guyader, S., Levert, M., Maday, Y., Marechal, V., Mouchel, J.-M., Wang, S., Wurtzer, S., (2021), « L'Épidémiologie basée sur les eaux usées, un outil innovant pour le suivi sanitaire des populations : l'exemple du réseau Obépine, sentinelle de l'épidémie de Covid-19 », *TSM Spécial Covid-19*, pp. 21-28.

Rainey, A., Emerson, L.E., Edelmann, M.J., Maurelli, A.T., (2022), "Erratum: A CTS Team Approach to Wastewater-Based Epidemiology of Non-Typhoidal Salmonella in Gainesville, FL – Erratum", *Journal of Clinical and Translational Science*, 6, 1, p. e103.

Randazzo, W., Truchado, P., Cuevas-Ferrando, E., Simón, P., Allende, A., Sánchez, G., (2020), "SARS-CoV-2 RNA in Wastewater Anticipated Covid-19 Occurrence in a Low Prevalence Area", *Water Research*, 181, p. 115942.

Wurtzer, S., Marechal, V., Mouchel, J.-M., Maday, Y., Teyssou, R., Richard, E., Almayrac, J.-L., Moulin, L., (2020), "Evaluation of Lockdown Effect on SARS-CoV-2 Dynamics Through Viral Genome Quantification in Waste Water, Greater Paris, France", *Eurosurveillance*, 25, 5 March to 23 April 2020, pp. 38-44.

Zohra, T., Ikram, A., Salman, M., Amir, A., Saeed, A., Ashraf, Z., Ahad, A., (2021), "Wastewater Based Environmental Surveillance of Toxigenic *Vibrio Cholerae* in Pakistan", *PLOS ONE*, 16, 9, p. e0257414.

5 • UN VIRUS, DES VIRUS : L'HISTOIRE ÉVOLUTIVE DU SARS-COV-2 ET DE SES VARIANTS

Phylogénie et évolution moléculaire des génomes du SARS-CoV-2

Andersen, K.G., Rambaut, A., Lipkin, W.I., Holmes, E.C., Garry, R.F., (2020), "The Proximal Origin of SARS-CoV-2", *Nature Medicine*, 26, 4, pp. 450-452.

Bierne, N., Eyre-Walker, A., (2003), "The Problem of Counting Sites in the Estimation of the Synonymous and Nonsynonymous Substitution Rates: Implications for the Correlation Between the Synonymous Substitution Rate and Codon Usage Bias", *Genetics*, 165, 3, pp. 1587-1597.

Bloom, J.D., Beichman, A.C., Neher, R.A., Harris, K., (2023), "Evolution of the SARS-CoV-2 Mutational Spectrum", *Molecular Biology and Evolution*, 40, 4, p. msad085.

Drummond, A.J., Nicholls, G.K., Rodrigo, A.G., Solomon, W., (2002), "Estimating Mutation Parameters, Population History and Genealogy Simultaneously from Temporally Spaced Sequence Data", *Genetics*, 161, 3, pp. 1307-1320.

Duchene, S., Featherstone, L., Haritopoulou-Sinanidou, M., Rambaut, A., Lemey, P., Baele, G, (2020), "Temporal Signal and the Phylodynamic Threshold of SARS-CoV-2", *Virus Evolution*, 6, 2, p. veaa061.

Duret, L., Bataillon, T., Bierne, N., Daubin, V., Dutheil, J., Gautier, C., Galtier, N., (2010), « Évolution moléculaire », in Thomas, F., Lefèvre, T., Raymond, T. (dir.), *Biologie évolutive*, DeBoeck Supérieur, pp. 114-173.

Holmes, E., (2020), "Novel 2019 Coronavirus Genome", https://virological.org/t/novel-2019-coronavirus-genome/319/2

Hu, D., Zhu, C., Ai, L., He, T., Wang, Y., Ye, F., Wang, C., (2018), "Genomic Characterization and Infectivity of a Novel SARS-like Coronavirus in Chinese Bats", *Emerging Microbes & Infections*, 7, 1, pp. 1-10.

Jijón, S., Czuppon, P., Blanquart, F., Débarre, F., (2023), "Using Early Detection Data to Estimate the Date of Emergence of an Epidemic Outbreak", *medRxiv*, p. 23284284.

Kimura, M., (1968), "Evolutionary Rate at the Molecular Level", *Nature*, 217, 5129, pp. 624-626.

Lam, T.T.Y., Jia, N., Zhang, Y.W., Shum, M.H.H., Jiang, J.F., Zhu, H.C., Cao, W.C., (2020), "Identifying SARS-CoV-2-Related Coronaviruses in Malayan Pangolins", *Nature*, 583, 7815, pp. 282-285.

Latinne, A., Hu, B., Olival, K.J., Zhu, G., Zhang, L., Li, H., Daszak, P., (2020), "Origin and Cross-Species Transmission of Bat Coronaviruses in China", *Nature Communications*, 11, 1, p. 4235.

Lopez, P., Casane, D., Philippe, H., (2002), « Phylogénie et évolution moléculaires. Bio-informatique (5) », *médecine/sciences*, 18, 11, pp. 1146-1154.

Martin, D.P., Weaver, S., Tegally, H., San, J.E., Shank, S.D., Wilkinson, E., Pond, S.L.K., (2021), "The Emergence and Ongoing Convergent Evolution of the SARS-CoV-2 N501Y Lineages", *Cell*, 184, 20, pp. 5189-5200.

Nadeau, S.A., Vaughan, T.G., Scire, J., Huisman, J.S., Stadler, T., (2021), "The Origin and Early Spread of SARS-CoV-2 in Europe", *Proceedings of the National Academy of Sciences of the United States of America*, 118, 9, p. e2012008118.

Neher, R.A., (2022), "Contributions of Adaptation and Purifying Selection to SARS-CoV-2 Evolution", *Virus Evolution*, 8, 2, p. veac113.

O'Toole, Á., Scher, E., Underwood, A., Jackson, B., Hill, V., McCrone, J.T., Rambaut, A., (2021), "Assignment of Epidemiological Lineages in an Emerging Pandemic Using the Pangolin Tool", *Virus Evolution*, 7, 2, p. veab064.

Pascall, D.J., Nomikou, K., Bréard, E., Zientara, S., da Silva Filipe, A., Hoffmann, B., Palmarini, M., (2020), "'Frozen Evolution' of an RNA Virus Suggests Accidental Release as a Potential Cause of Arbovirus Re-Emergence", *PLOS Biology*, 18, 4, p. e3000673.

Pekar, J., Worobey, M., Moshiri, N., Scheffler, K., Wertheim, J.O., (2021), "Timing the SARS-CoV-2 Index Case in Hubei Province", *Science*, 372, 6540, pp. 412-417.

Temmam, S., Vongphayloth, K., Baquero, E., Munier, S., Bonomi, M., Regnault, B., Eloit, M., (2022), "Bat Coronaviruses Related to SARS-CoV-2 and Infectious for Human Cells", *Nature*, 604, 7905, pp. 330-336.

Wang, H., Pipes, L., Nielsen, R., (2021), "Synonymous Mutations and the Molecular Evolution of SARS-CoV-2 Origins", *Virus Evolution*, 7, 1, p. veaa098.

Worobey, M., (2021), "Dissecting the Early Covid-19 Cases in Wuhan", *Science*, 374, 6572, pp. 1202-1204.

Zhou, P., Yang, X.L., Wang, X.G., Hu, B., Zhang, L., Zhang, W., Shi, Z.L., (2020), "A Pneumonia Outbreak Associated with a New Coronavirus of Probable Bat Origin", *Nature*, 579, 7798, pp. 270-273.

Zhou, H., Chen, X., Hu, T., Li, J., Song, H., Liu, Y., Shi, W., (2020), "A Novel Bat Coronavirus Closely Related to SARS-CoV-2 Contains Natural Insertions at the S1/S2 Cleavage Site of the Spike Protein", *Current Biology*, 30, 11, pp. 2196-2203.

La phylodynamique : utiliser la diversité pour comprendre la dynamique de l'épidémie

Grenfell, B.T., Pybus, O.G., Gog, J.R., Wood J.L.N., Daly, J.M., Mumford, J.A., Holmes, E.C., (2004), "Unifying the Epidemiological and Evolutionary Dynamics of Pathogens", *Science*, 303, pp. 327-332.

Kingman J.F.C., (1982), "The Coalescent", *Stochastic Processes and their Applications*, vol. 13, n° 3, pp. 235-248.

Nee, S., May, R. M., Harvey, P. H., (1994), "The Reconstructed Evolutionary Process", *Philosophical Transaction of the Royal Society B*, 344, 13.

Pekar, J.E., Magee, A., Parker, E., Moshiri, N., Izhikevich, K., Havens, J.L., Gangavarapu, K., Malpica Serrano, L.M., Crits-Christoph, A., Matteson, N.L., Zeller, M., Levy, J.I., Wang, J.C., Hughes, S., Lee, J., Park, H., Park, M.-S., Ching Zi Yan, K., Tzer Pin Lin, R., Mat Isa, M.N., Noor, Y.M., Vasylyeva, T.I., Garry, R.F., Holmes, E.C., Rambaut, A., Suchard, M.A., Andersen, K.G., Worobey, M., Wertheim, J.O., (2022), "The Molecular Epidemiology of Multiple Zoonotic Origins of SARS-CoV-2", *Science*, 377, pp. 960-966.

Plessis, L. du, McCrone, J.T., Zarebski, A.E., Gutierrez, C.R.B., Raghwani, J., Ashworth, J., Colquhoun, R., Connor, T.R., Faria, N.R., Jackson, B., Loman, N.J., O'Toole, N., Nicholls, S.M., Parag, K.V., Scher, E., Vasylyeva, T.I., Volz, E.M., Watts, A., Bogoch, I.I., Khan, K., Covid-19 Genomics UK (COG-UK) Consortium, Aanensen, D.M., Kraemer, M.U.G., Rambaut, A., Pybu, O.G., (2021), "Establishment and Lineage Dynamics of the SARS-CoV-2 3 in The UK", *Science*, 371, pp. 708-712.

Pybus, O.G., Suchard, M.A., Lemey, P., Bernardin, F.J., Rambaut, A., Crawford, F.W., Gray, R.R., Arinaminpathy, N., Stramer, S.L., Busch, M.P., Delwart, E.L., (2012), "Unifying the Spatial Epidemiology and Molecular Evolution of Emerging Epidemics", *Proceedings of the National Academy of Sciences*, 109, 37.

Stadler, T., Kouyos, R., Wyl, V. von, Yerly, S., Böni, J., Bürgisser, P., Klimkait, T, Joos, B., Rieder, P., Xie, D., Günthard, H.F., Drummond, A.J., Bonhoeffer, S., (2012), "The Swiss HIV Cohort Study, Estimating the Basic Reproductive Number from Viral Sequence Data", *Molecular Biology and Evolution*, 29, 1, pp 347–357.

Streicker, D.G., Turmelle, A.S., Vonhof, M.J., Kuzmin, I.V., McCracken, G.F., Rupprecht, C.E., (2010), "Host Phylogeny Constrains Cross-Species Emergence and Establishment of Rabies Virus in Bats", *Science*, 329, pp. 676-679.

Volz, E.M., Koelle, K., Bedford, T., (2013), "Viral Phylodynamics", *PLoS Computational Biology*, 9, 3, p. e1002947.

Wu, J.T., Leung, K., Leung, G.M., (2020), "Nowcasting and Forecasting the Potential Domestic and International Spread of the 2019-nCoV Outbreak Originating in Wuhan, China: A Modelling Study", *The Lancet*, 395, 10225, pp. 689–697.

Vaccination et évolution des virus

Day, T., Gandon, S., Lion, S., Otto, S.P., (2020), "On the evolutionary epidemiology of SARS-CoV-2", *Current Biology*, 30, 15, R849-R857.

Forterre, P., (2010), "Defining Life: The Virus Viewpoint", *Origins of Life and Evolution of Biospheres*, 40, pp. 151-160.

Grubaugh, N.D., Petrone, M.E., Holmes, E.C., (2020), "We shouldn't worry when a virus mutates during disease outbreaks", *Nature microbiology*, 5, 4, pp. 529-530.

Kennedy, D.A., Read, A.F., (2017), "Why does drug resistance readily evolve but vaccine resistance does not?", *Proceedings of the Royal Society B: Biological Sciences*, 284, 1851, p. 20162562.

Muñoz-Alía, M.Á., Nace, R.A., Zhang, L., Russell, S.J., (2021), "Serotypic evolution of measles virus is constrained by multiple co-dominant B cell epitopes on its surface glycoproteins", *Cell Reports Medicine*, 2, 4.

Read, A.F., Baigent, S.J., Powers, C., Kgosana, L.B., Blackwell, L., Smith, L.P., Nair, V.K., (2015), " Imperfect vaccination can enhance the transmission of highly virulent pathogens", *PLoS Biology*, 13, 7, p. e1002198.

Tai, S.S., German, J., Hong, F., Albert, B., Milton, D.K., (2023), "Exhaled Breath Aerosol Shedding of Highly Transmissible Versus Prior Severe Acute Respiratory Syndrome Coronavirus 2 Variants", *Clinical Infectious Diseases*, 76, 5, pp. 786-794.

Une seule santé : le concept "One Health"

Gibb, R., Redding, D.W., Chin, K.Q., Donnelly, C.A., Blackburn, T.M., Newbold, T., Jones,K.E., (2020), "Zoonotic Host Diversity Increases in Human-Dominated Ecosystems", *Nature*, 584, pp. 398–402.

Prévention des risques non zoonotiques et risque d'accidents de recherche ou de laboratoire

Blacksell, S.D., Dhawan, S., Kusumoto, M., Le, K.K., Summermatter, K., O'Keefe, J., Kozlovac, J.P., Almuhairi, S.S., Sendow, I., Scheel, C.M., Ahumibe, A., Masuku, Z.M., Bennett, A.M., Kojima, K., Harper, D.R., Hamilton, K., (2023), "Laboratory-acquired infections and pathogen escapes worldwide between 2000 and 2021: a scoping review", *Lancet Microbe*, 8, pp. 1-9.

Debré, P., (2020), « Épidémies: leçons d'histoire », *médecine/sciences*, 36, pp. 642-646.

Delpeyroux, M., Colbère-Garapin, F., Razafindratsimandresy, R., Sadeuh-Mba, S., Joffret, M.-L., Rousset, D., Blondel, B., (2013), « Éradication de la poliomyélite et émergence de poliovirus pathogènes dérivés du vaccin », *médecine/sciences*, 29, pp. 1034-1041.

Duprex, W.P., Fouchier, R.A., Imperiale, M.J., Lipsitch, M., Relman, D.A., (2015), "Gain-of-function experiments: time for a real debate", *Nat Rev Microbiol*, 1, pp. 58-64.

Evans, N.G., Lipsitch, M., Levinson, M., (2015), "The Ethics of Biosafety Considerations in Gain-of-Function Research Resulting in The Creation of Potential Pandemic Pathogens", *J Med Ethics*, 11, pp. 901-908.

Gutierrez-Alvarez, J., Wang, L., Fernandez-Delgado, R., Li, K., MacCray Jr, P.B., Perlman, S., Sola, I., Zuñiga, S., Enjuanes, L., (2021), "Middle East Respiratory Syndrome Coronavirus Gene 5 Modulates Pathogenesis Mice", *Journal of Virology*, 95.

Heymann, D.L., Aylward, R.B., Wolf, C., (2004), "Dangerous pathogens in the laboratory: from smallpox to today's SARS setbacks and tomorrow's polio-free world", *The Lancet*, 363, 9421.

Imai, M., Watanabe, T., Hatta, M., (2012), "Experimental Adaptation of an Influenza H5 HA Confers Respiratory Droplet Transmission to a Reassortant H5 HA/H1N1 Virus in Ferrets", *Nature*, 486, pp. 420-428.

Musunuri, S., Sandbrink, J.B., Monrad, J.T., Palmer, M.J., Koblentz, G.D., (2021), "Rapid Proliferation of Pandemic Research: Implications for Dual-Use Risks", *mBio*, 26.

Iseni, F., Tournier, J.-N., (2020), « Une course contre la montre : création du SARS-CoV-2 en laboratoire, un mois après son émergence ! », *médecine/science*, 36, pp. 797-802.

Klotz, L.C., Sylvester, E.J., (2014), "The Consequences of a Lab Escape of a Potential Pandemic Pathogen", *Front Public Health*, 2, 116.

Luby, J.P., Sanders, C.V., (1969), "Green Monkey Disease ('Marburg Virus' Disease): A New Zoonosis", *Ann Intern Med*, 71, pp. 657-660.

Moulin, A.-M., (2019), « Choléra, Haïti 2010-2018. Histoire d'un désastre (Renaud Piarroux) », *médecine/sciences*, 35, pp. 804-805.

Na, W., Park, N., Yeom, M., Song, D., (2015), "Ebola outbreak in Western Africa 2014: what is going on with Ebola virus?" *Clin Exp Vaccine Res*, 4, pp. 17-22.

Noyce, R.S., Evans, D.H., (2018), "Synthetic Horsepox Viruses and the Continuing Debate about Dual Use Research", *PLOS Pathogens*, 14, 10, p. e1007025.

Nuismer S.L., Bull, J.J., (2020), "Self-Disseminating Vaccines to Suppress Zoonoses", *Nat Ecol Evol*, 9, pp. 1168-1173.

Peeters, M., Chaix, M.-L., Delaporte, E., (2008), « Phylogénie des SIV et des VIH : mieux comprendre l'origine des VIH », *médecine/sciences*, 24, pp. 621-628.

Pépin, J., (2019), *Aux origines du sida*, Seuil.

Pol, S., (2013), « Virus de l'hépatite C : 25 ans, la fin de l'histoire ? », *médecine/sciences*, 29, pp. 998-1003.

Rozo, M., Gronvall, G.K., (2015), "The Reemergent 1977 H1N1 Strain and the Gain-of-Function Debate", *mBio*, 6, 4, p. e01013-15.

Russell, C.A., Fonville, J.M., Brown, A.E.X., (2012), "The Potential for Respiratory Droplet-Transmissible A/H5N1 Influenza Virus to Evolve in a Mammalian Host", *Science*, 336, pp. 1541-1547.

Silver, A., (2022), "Taiwan's Science Academy Fined for Biosafety Lapses after Lab Worker Contracts Covid-19", *Science*.

Tournier, J.-N., (2019), « L'Éradication des maladies infectieuses virales mise en danger par les avancées de la biologie synthétique », *médecine/science*, 35, pp. 181-186.

COVID-19 : comprendre pour mieux prévenir. Stratégies et moyens d'action contre de futures pandémies

Bernstein, A.S., Ando, A.W., Loch-Temzelides, T., Vale, M.M., Li, B.V., Li, H., Busch, J., Chapman, C.A., Kinnaird, M., Nowak, K., Castro, M.C., Zambrana-Torrelio, C., Ahumada, J. A., Xiao, L., Roehrdanz, P., Kaufman, L., Hannah, L., Daszak, P., Pimm, S.L., Dobson, A.P., (2022), "The Costs and Benefits of Primary Prevention of Zoonotic Pandemics", *Science Advances*, 8, 5.

Cheng, V.C.C., Lau, S.K.P., Woo, P.C.Y., Kwok, Y.Y., (2007), "Severe Acute Respiratory Syndrome Coronavirus as an Agent of Emerging and Reemerging Infection", *Clinical Microbiology Reviews*, 20, 4, pp. 660-694.

"COVID Research: A Year of Scientific Milestones", *Nature*, (2021), https://doi.org/10.1038/d41586-020-00502-w

Cui, J., Li, F., Shi, Z.L., (2019), "Origin and Evolution of Pathogenic Coronaviruses", *Nature Reviews Microbiology*, 17, 3, pp. 181-192.

Dobson, A.P., Pimm, S., Hannah, L., Kaufman, L., Ahumada, J., Ando, A., Bernstein, A., Busch, J., Daszak, P., Engelmann, J., Kinnaird, M., Li, B.V., Loch-Temzelides, T., Lovejoy, T., Nowak, K., Roehrdanz, P.R., Vale, M.M., (2020), "Ecology and Economics for Pandemic Prevention", *Science*, 369, 6502, pp. 379-381.

Haktanir, A., Can, N., Seki, T., Kurnaz, M.F., Dilmaç, B., (2022), "Do We Experience Pandemic Fatigue? Current State, Predictors, and Prevention", *Current Psychology*, 41, 10, pp. 7314-7325.

IPBES, (2020), *Workshop Report on Biodiversity and Pandemics of the Intergovernmental Platform on Biodiversity and Ecosystem Services*, 108.

Morens, D.M., Taubenberger, J.K., Fauci, A.S., (2022), "Universal Coronavirus Vaccines - An Urgent Need", *The New England Journal of Medicine*, 386, 4, pp. 297-299.

Msemburi, W., Karlinsky, A., Knutson, V., Aleshin-Guendel, S., Chatterji, S., Wakefield, J., (2023), "The WHO Estimates of Excess Mortality Associated with tThe Covid-19 Pandemic", *Nature*, 613, 7942, pp. 130-137.

Peyre, M., Vourc'h, G., Lefrançois, T., Martin-Prevel, Y., Soussana, J.-F., Roche, B., (2021), "PREZODE: Preventing Zoonotic Disease Emergence", *The Lancet*, 397, 10276, pp. 792–793.

Roche, B., Dobson, A.P., Guégan, J.F., Rohani, P., (2012), "Linking Community and Disease Ecology: The Impact of Biodiversity on Pathogen Transmission", *Philosophical Transactions of the Royal Society B: Biological Sciences*, 367, 1604, pp. 2807–2813.

Roche, B., Garchitorena, A., Guégan, J.F., Arnal, A., Roiz, D., Morand, S., Zambrana-Torrelio, C., Suzán, G., Daszak, P., (2020), "Was the Covid-19 Pandemic Avoidable? A Call for a 'Solution-Oriented' Approach in Pathogen Evolutionary Ecology to Prevent Future Outbreaks", *Ecology Letters*, 23, 11, pp. 1557–1560.

Schmidt, K.A., Ostfeld, R.S., (2001), "Biodiversity and the Dilution Effect in Disease Ecology", *Ecology*, 3, pp. 609-619.

Smith, K.F., Goldberg, M., Rosenthal, S., Carlson, L., Chen, J., Chen, C., Ramachandran, S., (2014), "Global Rise in Human Infectious Disease Outbreaks", *Journal of the Royal Society Interface*, 11, 101.

Photogravure : Apex Graphic, Paris
Fabrication : Axelle Hosten
Achevé d'imprimer en janvier 2024
par Chirat en France
744 rue de Sainte Colombe
42540 Saint-Just-La-Pendue
ISBN : 978-2-7491-7798-4
Dépôt légal : février 2024